活化身心功法

每天18分鐘，達到快速身心保健的強大功效

林應科◎著

推薦序

臺灣大學校長 李嗣涔

我從1987年在國科會的支持下開始了氣功的研究，想瞭解自古流傳下來的練氣是否確有其事，並嘗試去瞭解「氣」到底是什麼樣的物理現象？很快的我就根據「禪密功」的秘笈，在短短的三次練習中，就產生了「氣集丹田」的現象，讓我瞭解到「氣功」是確實存在的人體現象，也堅定了我往後繼續研究下去的決心。

由這些研究當中，我也逐漸的瞭解及體會，氣功是我們祖先們所發展出來的一套養生保健、強身去病、鍛鍊身體的好方法。就像我練會運氣循行任督兩脈後，困擾多年的支氣管炎不藥而癒，十多年來也不曾再感冒了。

武術的練法有千百種，歷代的祖師根據自己的領悟與機緣，以及實際修練的經驗，創造出許許多多不同的練法，並冠上各種響亮的名稱，流傳至今。我自己很喜歡去瞭解不同的功法，看看他們有沒有特殊和獨到之處，對於傳播武術修鍊的後進，我也多抱鼓勵的態度。

應科先生從小對武術有興趣，練過許多不同的功法，也花很多時間研究創意功夫、養生事宜，本身也在教功。這一次他把平日練功、教功心得以及自己的工作背景結合，整理出《活化身心功法》這本書，也算對武術這門千百年的事業做出了一番貢獻。我在這裡恭喜他能夠出書，也預祝書籍廣為傳播。

推薦序

設計公司研發經理 尤智仕

現代人每天家庭、事業兩頭忙，壓力頗大，在他們心中也知道健康即財富這個道理，也知道健康是要靠規律生活、均衡飲食與運動來維持。但是我相信大多數人並沒有身體力行，往往是因爲自己的健康狀況還沒有發生問題使然，總認爲自己沒這麼倒楣，一旦健康出了狀況也常常爲時已晚後悔莫及。

這本書提供了一種簡單的方式讓大家可以用最小的空間運動，那就是練功。書中有介紹多種功法並有貼心的附圖與動畫光碟，方便讀者自學，讀者不妨挑選其中一種自己最有興趣的功法練習，每天花十分鐘也好，但務必持之以恆，如此便能功行日深，健康也就慢慢加分，身體狀況便能天天精力充沛，那您身體便能全力支援您做每一件事。另外，我想強調這本書的內容不流於枯燥，是生動、活潑，不只有理論也有實證的部分，還有一些貼心的設計，如在談到永續健康的觀念是用有趣的故事來引導大家能夠更深切瞭解並記住這些觀念。

朋友們，或許在您拿起這本書時，這時刻可能就是您生命中的轉捩點哦！期許大家都能擁有健康的人生。

自序

林應科

在充滿保健意識的消費社會，從坊間五花八門的保健書籍裡，可知人們正積極追求健康的需求。相信此書的出版，可帶給讀者有效及快速的保健方法。全書分爲：

第一章提到永續健康的保健法則，在黃金時刻裡做最重要事務，可達事半功倍的健康成效。第二章提到武術歷史與寶鑑精華，大宗師童金龍在人生35年的黃金歲月裡，整合12個武術門派的精華，把武術整合與發揮至最高創意境界，如何傳承（接班人的培養）他的武術，是未來發展的重點！第三章提到基本功法動作（有火、水與印手功），藉由每天練功18分鐘，即帶來快速的身心保健成效，甚至對其他項目的運動帶來相輔相成的協助。每章都有故事、圖片、重點結論、問題討論，這是本書的特色，目的是讓讀者易懂、易學、易健康，藉由這些特色能輔助讀者融會貫通功法。

最後祝福大家，讓永續健康觀念以文化教育的方式，帶給大家永保安康的人生！

目錄

CONTENTS

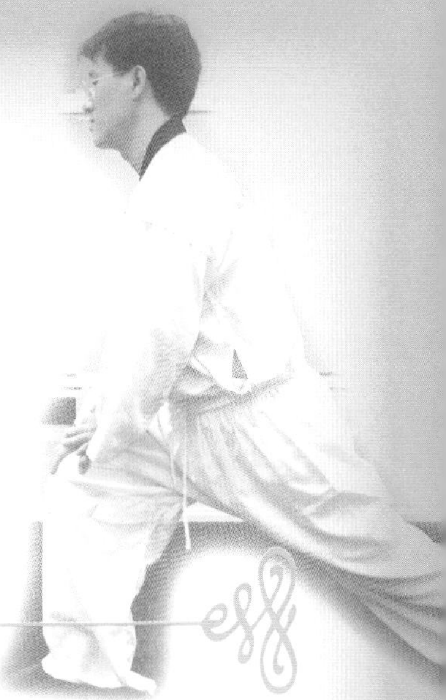

第一章

永續健康

一、健康要素：均衡膳食，適度運動。戒煙戒酒，心理平穩。

二、心理平穩：心胸開闊，性格適和，心平氣和。

三、延年益壽三要素：心理健康，心理健康，心理健康。

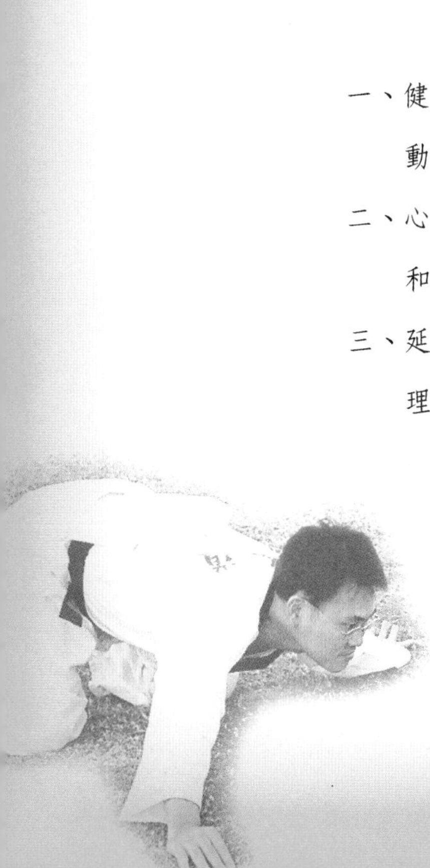

第一章

醫師的話

自從離開學校以後，在醫院復健科擔任臨床工作已經十年了。每天都爲很多病患檢查、治療。十年來，發現病患中因不同病痛而前來求診的族群中出現了一種明顯的消長現象。這種狀況在上班族身上特別明顯，特別是已經進入社會工作後一段時間，正爲自己及家人美好未來打拼的上班族，因爲運動傷害，而來找我的病患越來越少，而因爲不常運動而造成脊椎障礙的病患倒是有不斷增加的趨勢。

到底甚麼是「脊椎障礙」？現代人在工作、居家生活甚至休閒活動上大都好逸惡勞，喜歡選擇靜態的

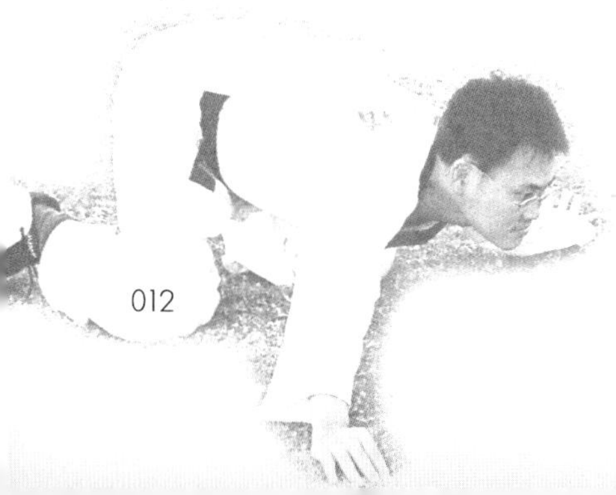

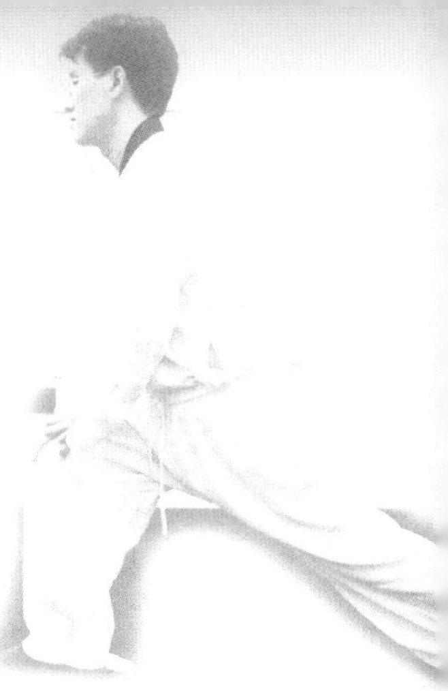

方式，尤其是長時間使用電腦及電視。對這種極少活動身體的人，我喜歡用「植物人」來戲稱他們。一般而言，「植物人」的習慣姿勢，往往是固定的不良動作，長期下來，脊椎就會逐漸出現一些問題。這些問題不但包括常見的肩頸部僵硬、腰酸背痛、頭痛、脊椎側彎、身體軀幹活動範圍減少等症狀，更麻煩的是脊椎神經受到影響。

人體身上每相鄰的兩節脊椎骨中間都會有一種神經穿出，而整體脊柱中更包含了我們中樞神經的脊髓。大致而言，頸椎及腰椎的神經分別支配了上下肢體的感覺與運動功能，胸椎的神經除了負責軀幹的感覺與運動外，更形成自律神經系統中的一部分，影響著體內的器官及一些生理狀況的運作。脊椎一旦因爲不當受力或結構變形而使神經的功能失常時，對身體所造成的不適及健康的傷害往往超乎我們的想像。

不久前，本書作者林應科先生來找我，並與我討論他所鑽研的武術運動是否會對身體造成運動傷害。在他親自演練一番後我發現這套武術運動不但對身體關節的衝擊性很小，不易造成運動傷害，更令我有興趣的是，這套運動在演練過程時，使脊椎的每一區段

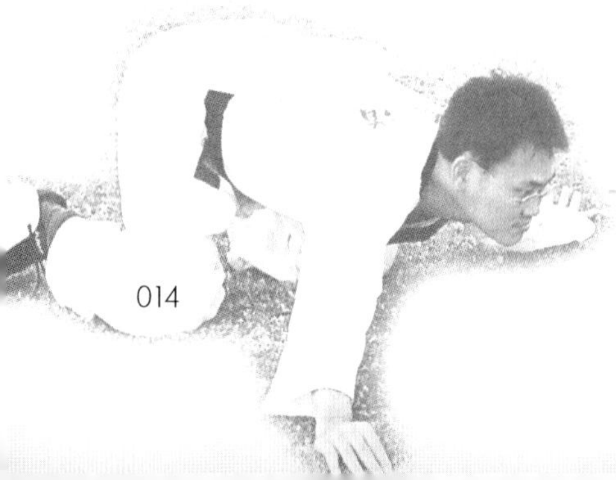

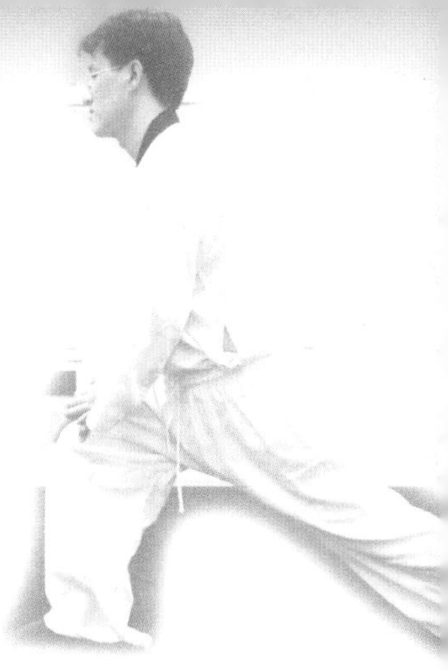

都能在不同方向上充分活動，在我看來，這些動作簡直就像爲了對抗脊椎問題而設計的，不難想像這套武術運動對於練習的人會帶來健康上多大的幫助，我也預見，這種運動運用在物理治療上的時代必然即將來臨。

新竹新生醫院復健科主任 張哲勳

第一章

適度練功之益處

你知道甚麼是動物？簡單來說是會動的生物。我們於日常生活中看到小鳥在早晨起床後，外出覓食、做適當運動與進食，吃飽後，牠展開愉快的歌聲來對生命發出美麗的頌讚 ，如古人所說 ：「一日之計在於晨。」 同樣地，也讓我想起一句好話 ：「早起好，早吃好，早運來（運動好），早發財，早健康（美麗與帥氣）。」 同樣地，我們人類也是動物群中的一種，想要快樂、健康的生活就需要吃的健康與運動。誠如醫學之父西波克拉底說過的一句話 ：「陽光、空氣、水和運動，是生命和健康的泉源。」 由此可知適度的運動是健康非常重要的要素。

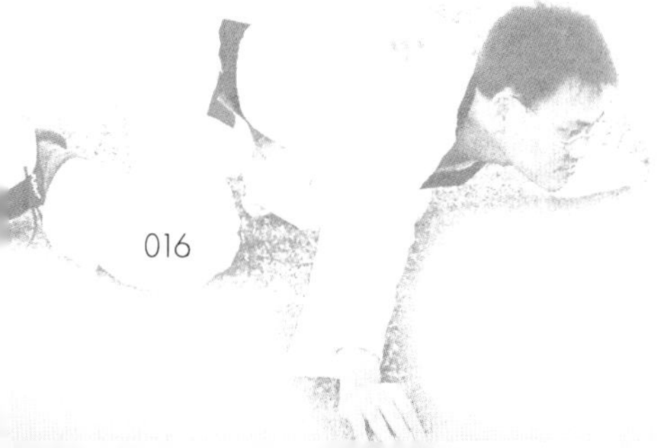

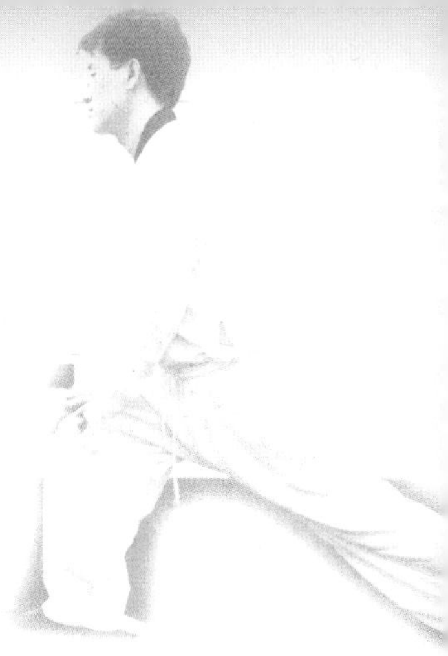

認識練功的好處：

1. 練功後精神很好不感覺累。

2. 練功後迅速並有效防止下肢體的老化，強化全身骨骼。

3. 護身導法可預防或降低跌倒及摔跤的傷害。

4. 推手功有可與人溝通、傾聽、互動與互助的效能。

5. 舒展身心，可消除精神壓力、憂慮、煩悶與自殺的機率。

6. 增加持久力與意志力。

7. 增加身體的關節柔軟性，減少骨質疏鬆症，使人更靈活。

8. 增強身體抵抗力，減少病患。

9. 改善生活品質與延年益壽。

10. 增加腦內釋放出 β 腦啡，此物質可說是人體的天然鎮定劑，能幫助平衡心緒，給您好心情。

11. 消耗熱能，控制體重，令人容光煥發。

12. 鍛鍊心肺功能，預防冠心病。

13. 適當的運動可強壯肌肉，與減少腰酸背痛。

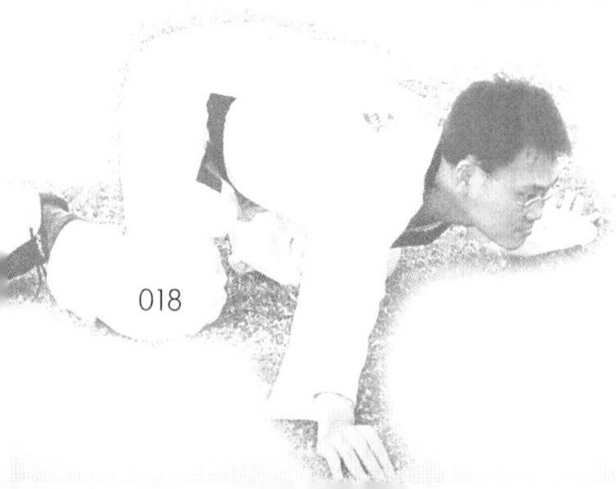

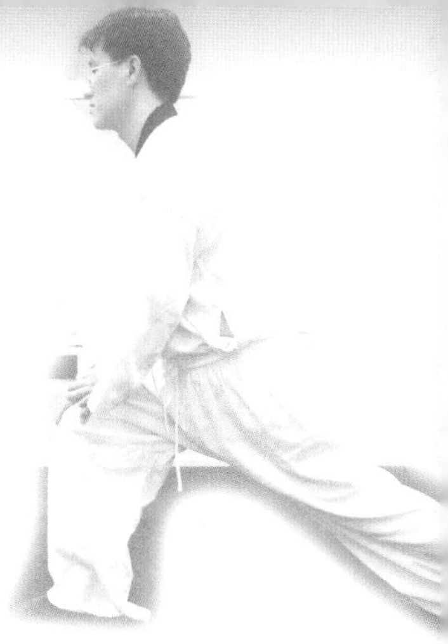

14. 通常在白天有運動的人，在晚上都會睡得比較好。

15. 因練功一段時間，於行走時增強腳部與地面間的穩度，使得走路動作很輕鬆、如意。

16. 功法的運動與其他的運動項目有相輔相成的效果。

誠如上面的優點，我們知道運動對健康有那麼多的好處，讓我們一起來練功運動吧！至於做甚麼動作、手腳如何動的形式會讓我們產生快速的健康，是本書第三章功法動作介紹的重點。

第一章

與身體對話

聊天、溝通是日常生活常碰到的事情，記得有一次去朋友家裡做客，因爲我從小就非常喜歡小孩子，遇到朋友的小孩，自然而然也會主動與他們打招呼或與他們玩耍，我常會問他們喜歡哪個卡通人物？小孩子會回答哆啦 A 夢中的巧虎、桃樂迪與哆啦 A 夢等人物。我大概都知道他們喜愛的卡通人物。

爲什麼喜歡他？小孩子會回答因爲他很可愛、討人喜歡等答案。與孩子們說話或溝通是人間的一大趣事！

與人對話中有一些技巧，如比喻、講故事、唱歌、朗讀與讚美眞實事項；記得在明新科大夜間教書的

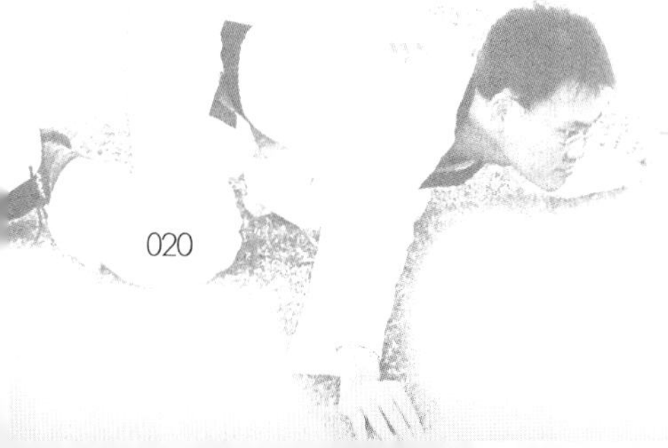

期間，曾經碰到一次全校的歌唱大賽，我們一邊上課一邊聽外面同學獻唱美麗的歌聲，在這氣氛之下，班上有一同學也想分享他唱的歌曲，當然啦！我請他獻唱給同學們聽，他唱「您最珍貴的」歌曲給班上同學聽，也讓同學們在上課期間有一些娛興的節目，歌唱後也有助於同學們專心學習化學課程的心靈。

在練功的世界裡，同學與同學之間接觸非常頻繁，有直接面對面的，或 mail 與 mail 之間的往來，有時常需要傾聽對方的需求，瞭解對方的感受，互相的幫助、彼此關懷練功的進展。功法裡的雙人推手也是秉持這樣的精神來運行，傾聽對方推手力量的大小與快慢，瞭解對方的感受、力量與速度的搭配，互相舒適推手的範圍，都有合宜練習方法的技巧，藉由互助練功，可以產生功力增長的功效，也產生很好的友誼、互動與喜愛練功的時光。

內外傷

分享日常生活裡影響健康的因子，爲危害因子，本書作者稱爲內外傷。

內傷：三餐不定（消化系統無法獲得適當時辰的運作與休息）、心理情緒的變化（七情六慾）、不與家人或朋友或同學或同事溝通的想

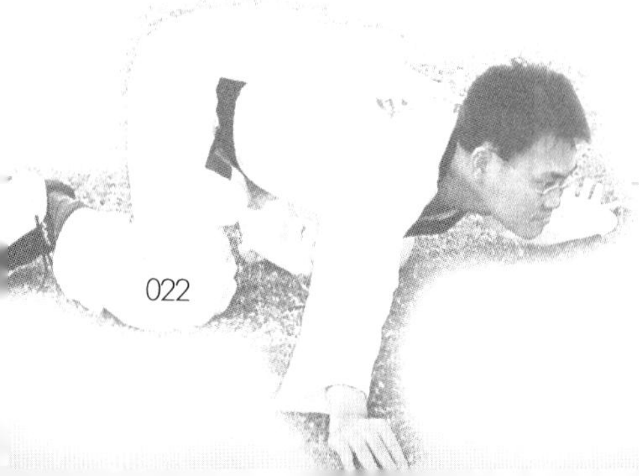

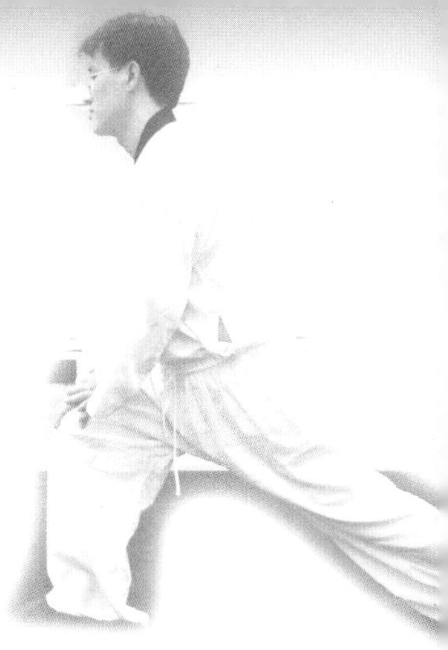

法、生氣與抱怨的想法或舉止、不好的思想（想太多、想太複雜與鑽牛角尖）、不當的言語、生活煩悶無解悶之處、靜不下來與不關心內心美好感覺等因素。

外傷：氣候的變化失調、經濟不景氣、職場的工作壓力大、沒有適當運動、空氣污染、上網太久、不好媒體刊物或報導、坐在椅子時間太久（含開車）、不當的社交、忙碌的生活、跌打損傷與意外事件等因素。

不是內外傷：天災人禍如大海嘯、颱風、颶風、龍捲風、水旱災、地震、暴動、傳染病與饑荒等災害。如何預防內外傷呢？

身體內外大補帖：

由體內補至體外的大補帖：有心理健康、規律生活與良辰吉時的均衡飲食。

由體外補至體內的大補帖：練功保健，爲家人、職場與社會服務。讓大家一起來，將身體內外大補帖一番。

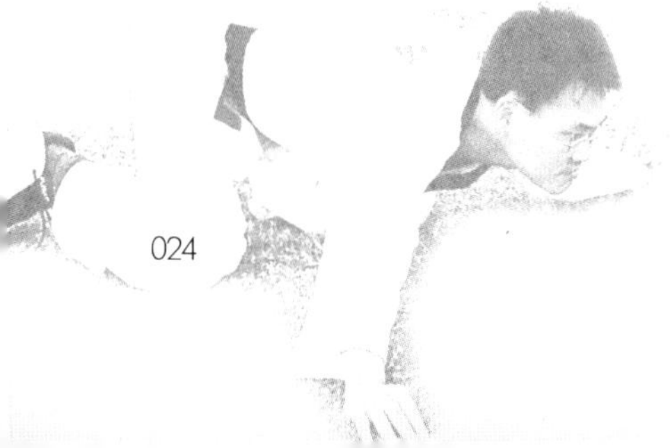

練習小筆記

memo

人體構造的特質

儘管人的外貌有很大的差異，但所有的人都具有相同的基本架構，舉如 ：眼、鼻、耳、口、皮膚、血管、骨骼、肌肉、神經與五臟六腑。讀者若想詳細瞭解人體的組織，可以參考有關人體組織學書籍。

本節只簡介骨骼、骨骼肌肉與交感神經的部分對運動的影響。

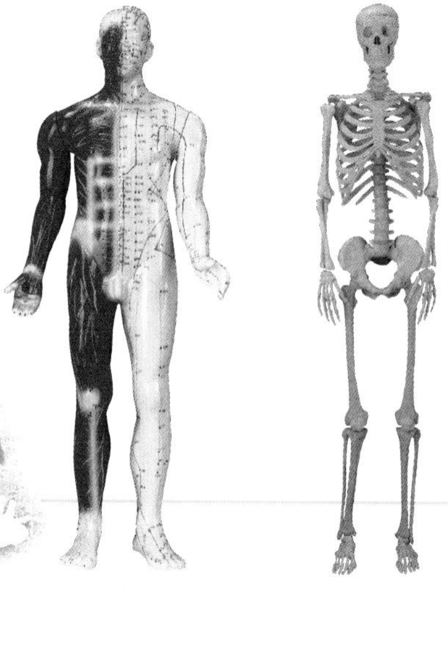

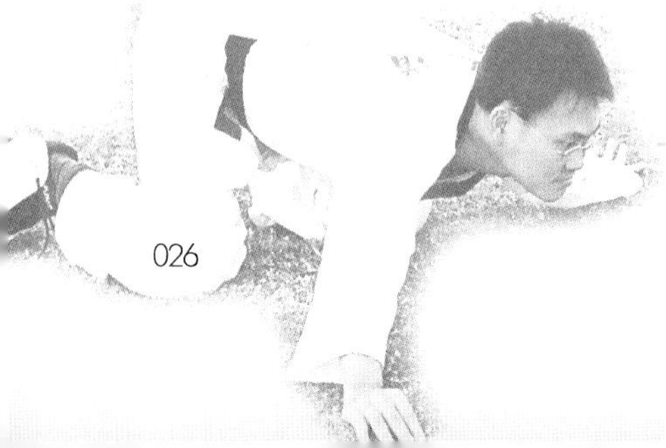

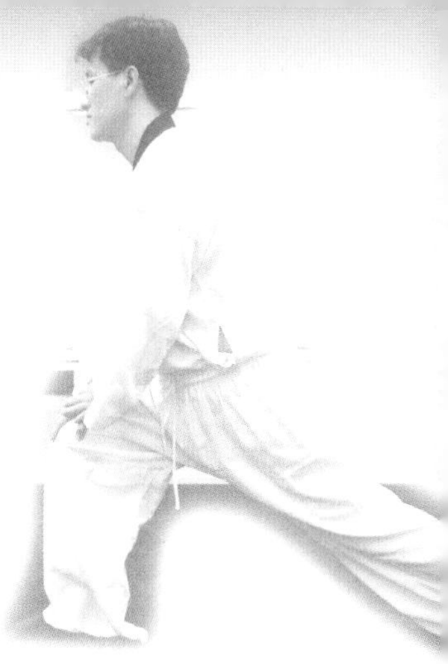

一般人認為骨頭是死的物質，其實不然，骨骼是會生長的，是活的組織系統，每天需要補充營養給它，讓養分滋潤到骨骼的骨髓部分，因為骨髓需要養分運作造血的功能，提供人體血液系統的需求。人體的骨骼共有206塊，其中手與腳就佔了將近一半。雖然骨頭的硬度很高，但由於它們所組成的骨架，卻能夠靈活的運動，因此人體能做出各種動作。除了讓肌肉附著其上、支持身體，骨骼也保護了內臟。

功法應用：練習功法的過程中動到全身的骨骼。骨骼有肩胛骨、脊椎、臀部的骨盆等等，練功時藉由大地之力傳遞與能量轉換進入體內，進而強化骨骼、肌肉、神經與五臟六腑等組織系統裡。

骨骼的功能

我們知道人體的骨骼除了支撐人體的重量之外，還扮演好幾種重要角色呢！

器官的守護者：骨骼能保護腦、心臟、肺等等較脆弱的器官，使它們免於受傷害。

血液的製造廠：骨骼內的骨髓能製造紅血球、白血球以及血小板，所以是血液製造廠。

養分的儲藏室：骨髓也是儲藏鈣、磷等礦物質及脂肪的場所哦！當身體需要這些養分時，骨髓就把它們釋放到血液裡，再提供人體來使用。

免疫力的中心存在於骨髓裡面。骨髓的工作在於

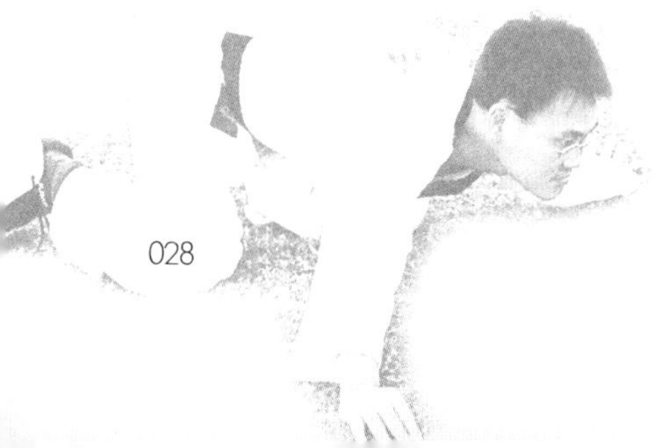

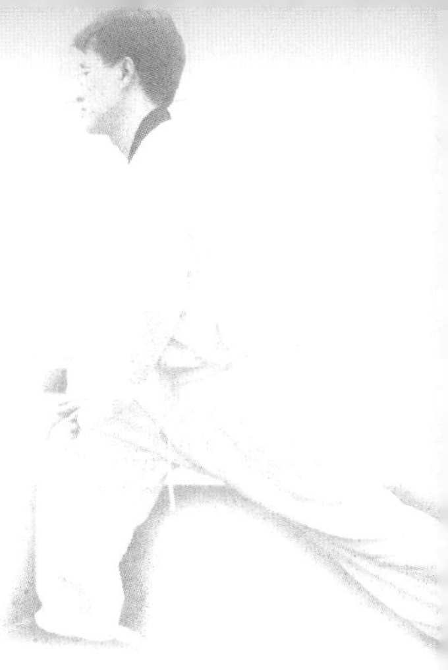

不斷地製造出大量的細胞，這是非常驚人的工作量，也會需要非常多的能量。

我們該如何強健我們的骨骼呢？

適量的運動：這套功法的運行特別使用全身的骨骼，在練習的過程中您會感覺到骨骼的被強化。

攝取足夠的鈣質：鈣質是建造骨骼最重要的物質，因此我們可以多吃乳製品、豆類、鈣片、莧菜等食品來補充鈣質的養分。

第一章

功力的精義

不久前有想過拳譜裡練功三階層的狀態，但無法徹底思考出一些端倪來，等到2005年11月1日的晚上我讀到拳譜裡再次提到一句名言「以功(拳)練氣，以氣養神，以神還虛」。一直想瞭解拳譜中此話的眞正意思。想著想著高興的睡不著了，但是還是想說早睡早起之後，再把感想與心得寫下來，隔天一大早起床，約清晨4點，再想此話的意義，也道出我們武者發表所呈現的成果，就如同拳譜講的那個境界，分享「以功練氣，以氣養神，以神還虛」的看法如下:

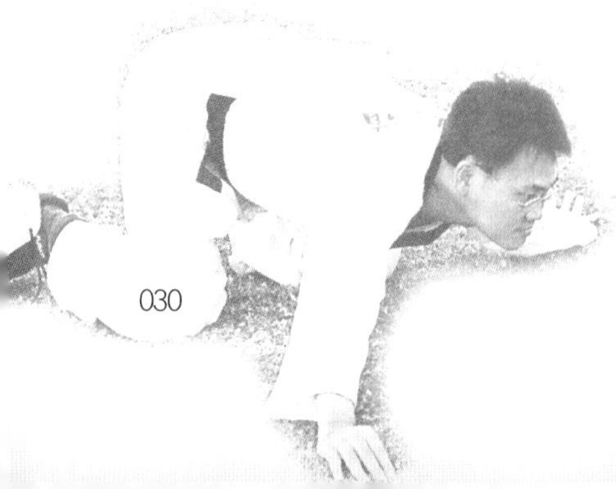

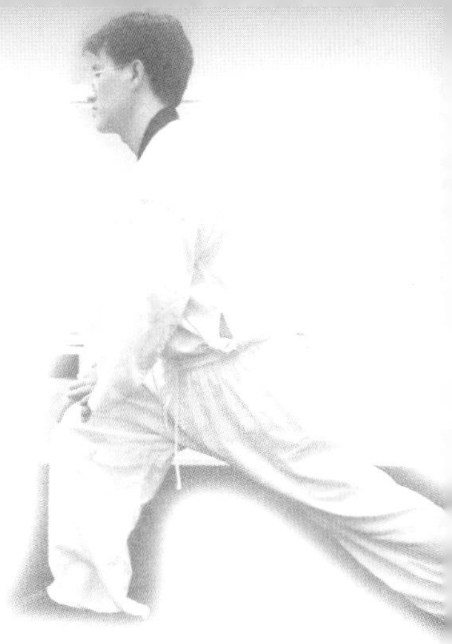

以每天持續練功
約1~2小時來舉例

1. 以功練氣：練功約一年半載的時間，身體的狀況會感受到以功練氣的境界，身體外觀會反應出走路輕鬆，內功不錯。（形容：如一粒美好的芥菜種子狀態！）

2. 以氣養神：再繼續練功約2~10年，會感受到以氣養神的境界，身體外觀會反應出臉色、氣色、精神飽滿之意，常常感受氣走於經絡之間，內功蠻強的。（形容：如芥菜種子已經長到枝幹狀態！）

3. 以神還虛：再繼續練功約10～某年，會感受到以神還虛的境界，身體外觀會反應出臉色、氣色、精神飽滿之意之外，內功超強的功夫境界歸還自然，心境有如返老還童之大師。如張三豐、方世培、陳春、方阿鳳、梅花眞人與童金龍等宗師。（形容：如枝幹又長到開花與結果狀態！）

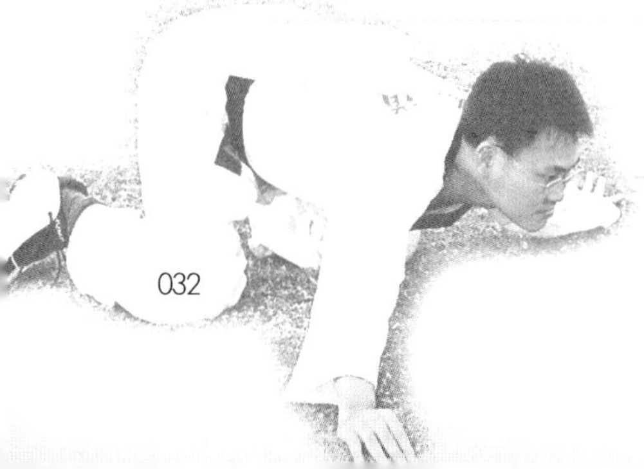

練習小筆記

memo

喝水的量杯

水、空氣與陽光都是生物存活的要素，也是地球之所以有生命，之所以有靈性的原因。人體最主要的成分是水，約占成人體重的70%，也是人體生理活動不可或缺的營養物質。

要維持生命的運作，背後是有千千萬萬個複雜的生理及化學反應在進行的。這些反應只要水分不足，就會一個一個出問題。水是所有生理及化學反應的媒介與溶劑，也幫助營養物質的消化、吸收及輸送，更是細胞組織之間的潤滑劑及潤滑墊。水在體溫的穩定上更是扮演重要的角色，並使體內的廢物與毒素更有效地排出體外。

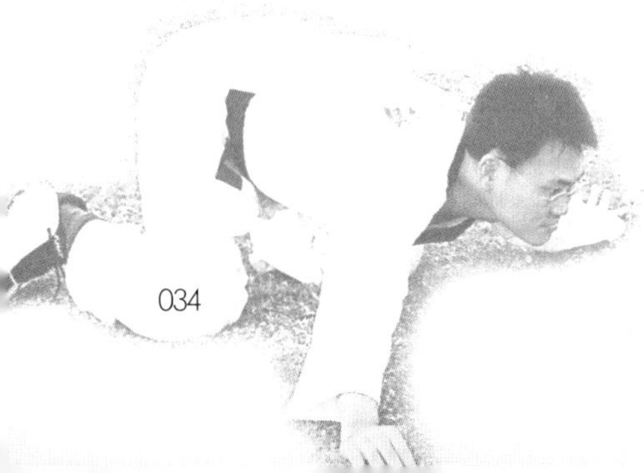

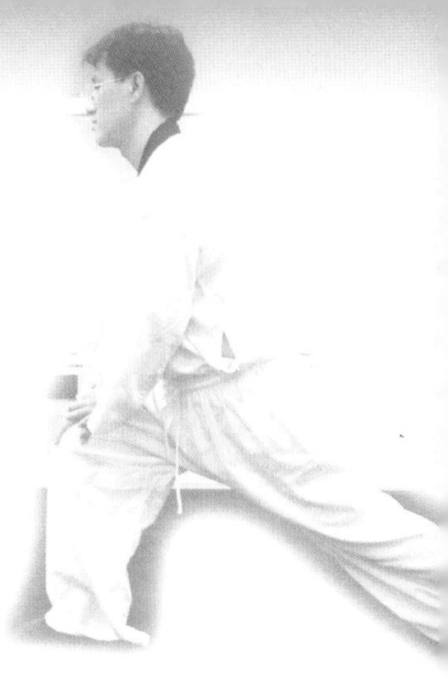

喝開水及飲料是補充水分最直接的作法，食物中也含有相當的水分，但最健康及經濟的水分來源還是白開水。飲用市售的含糖飲料常造成不當的熱量攝取，最後不利於理想體重的控制，並影響血脂肪。揮汗工作的勞動朋友、在冷氣房工作的上班族、久坐的電腦族、感冒生病的人、尿酸高與腎結石的人，都應增加水分的補充，以彌補額外的水分流失，以及加速廢物的排除。

補充水分宜少量多次，徐徐補充，不宜一次大量地牛飲。起床後喝杯水也有益健康，並能通便。

可以在家或在辦公室裡，準備一個計量水杯，藉由它的使用，可以知道自己每天喝多少水分的量。

參考值：體重1kg約喝30cc，但依每人的體質與醫生的建議。

世界衛生組織健康新標準

1. 眼睛明亮、反應敏捷。
2. 睡眠充足，適當的休息。
3. 對於環境適應力強。
4. 具有抵抗感冒等傳染疾病的能力。
5. 保持樂觀態度，生活方式積極。
6. 骨骼健康，肌膚豐滿、健康。
7. 精力充沛，很少感到疲勞。

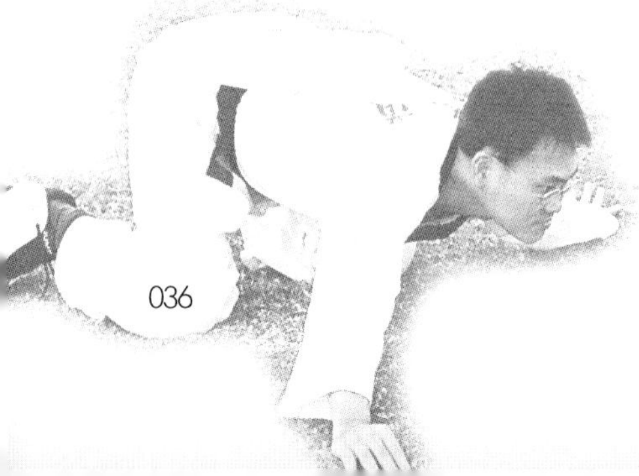

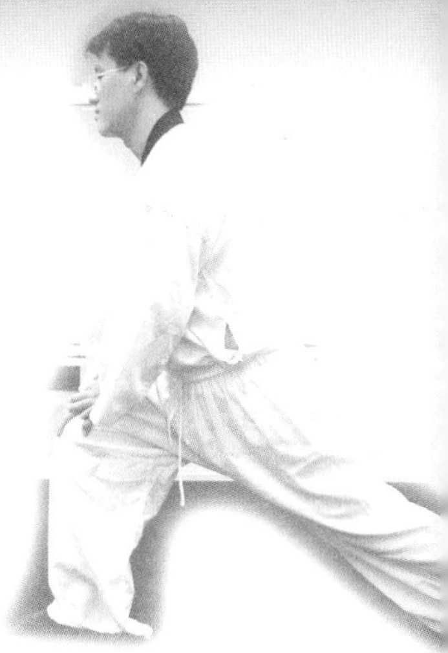

8. 身材勻稱，體重適中。

檢查健康情況

人從出生到青少年至中老年到最終離開人世間，整個人生的生命是一個很自然成長和老化的過程，我們如何知道身體好不好？老化的現象及預防保養？是不是生病？每個人都有具備預防醫學的本能，自己是個良善的醫師，是醫學權威，可以爲自己的健康來把關，多一份照顧的心，每天花幾十分鐘時間，培養自我健康檢查的好習慣，可以檢視自己內外傷情況，降低傷害因子的影響，讓身體的老化現象降至最低，可以使得身心變得愉快與健康直到長壽，也可以從身體上一些小地方就可知道。

如吃的食物類別，它的營養情況，臉色的氣色、

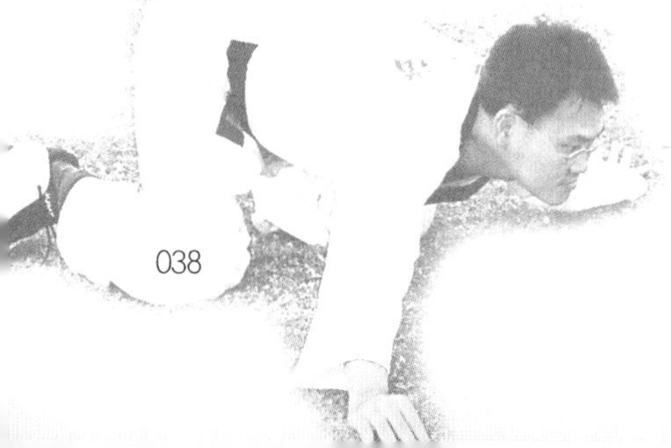

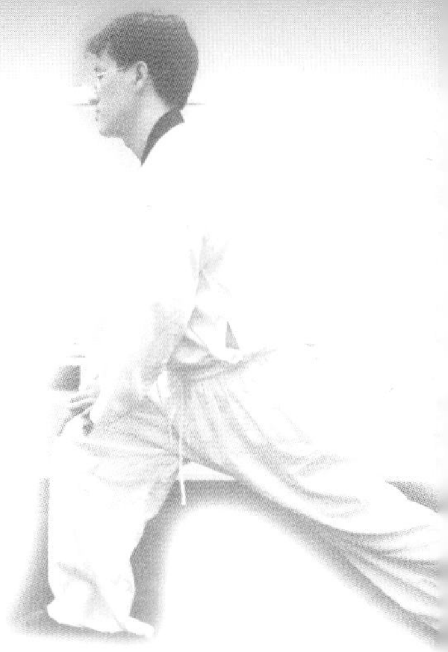

心情、口氣、趾甲的顏色、皮膚的顏色、尿液的的次數、順暢與顏色和排便的次數、順暢與顏色等，會透露出自己身體的健康狀況，只要多一份留心，提早發現，提早保健，也就是說「每天預防保健勝於治療或看病」！

如何檢查健康情況？

在家中可以簡易檢查健康情況，如果有檢查儀器可以使用如血壓計量血壓值，如果收縮壓 >135 或舒張壓 >85，就可能是高血壓。如果收縮壓低於 90，就算是低血壓。以下表格僅供參考：

檢查項目	檢查方法	成人正常標準
尿液	肉眼觀察外觀	新鮮尿液呈透明微黃，有芳香味。早晨起床後第一泡尿經過整夜濃縮，因此顏色最深。久置後產生氨（阿摩尼亞），因此有臭味。
糞便	肉眼觀察顏色	棕色。
視力不良	視力調查表	如果任何一眼的視力小於0.5或影響日常生活，請到眼科門診檢查。
蛀牙 牙結石 牙周病	肉眼觀察口腔保健	最好早、晚與三餐後各刷牙一次，使用牙線清潔牙縫，每半年到牙科檢查。
痔瘡	肉眼觀察便秘、缺少植物纖維	多喝水、多攝取植物纖維、避免長期坐臥，請到直腸外科門診。
體重過重 肥胖	使用體重計量體重，與關心飲食習慣、生活型態是否正常	看是否合併高血壓、高血脂與高血糖，看減重門診，會診營養師，鼓勵適度運動。
體重過輕	使用體重計量體重	如果最近體重明顯減輕，請到醫院追蹤。如果體重始終如一，請運動來增強抵抗力。
血壓值	使用血壓計	收縮壓 <135或舒張壓 <85

附註：需要完整的健康檢查可至醫院接受檢查。

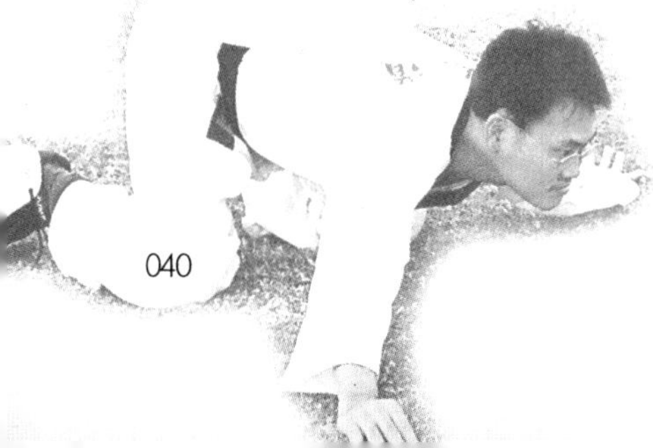

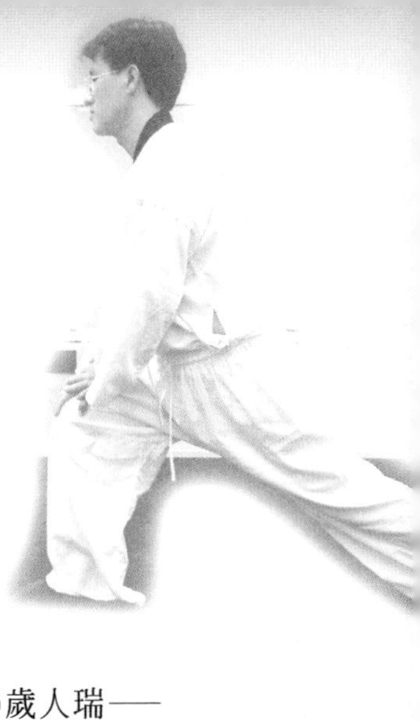

長壽訣竅

長壽可以從規律生活做起，分享110歲人瑞——蘇局仙先生的生活訣竅有八要、四忌與三字經的方法如下：

八「要」：心胸要開朗，思想要樂觀，感情要溫和，嗜好要適度，身體要運動，冷熱要當心，睡眠要充足，營養要相當。

四「忌」：一忌菸，二忌愁，三忌懶，四忌肥。太胖不好，腸胃過飽不好，多吃肥膩的食物不好。

三字經：人長壽，並不難。要早起，須早睡。節飲食，慎寒暑。戒香菸，忌暴食。勿過飽，勿過飢。

飢即食，倦即息。休煩惱，抱樂觀。勤操作，多運動。透空氣，避污濁。戒憂慮，毋怒躁。勤換衣。講衛生，病早醫。種花木，養蟲魚。明乎此，保長壽。

把他長壽的生活經驗供大家做爲參考。與我的保健三法寶一樣:早睡早起、吃營養早餐與適當運動，我們的長壽法則不謀而合。

人類是群居的動物，是緊密關聯的群體動物，人與人群居互動帶來社會的活動。從農業到工商業再到未來e化業的社會，人們如何找到保健的安息所？是未來重點的開發。

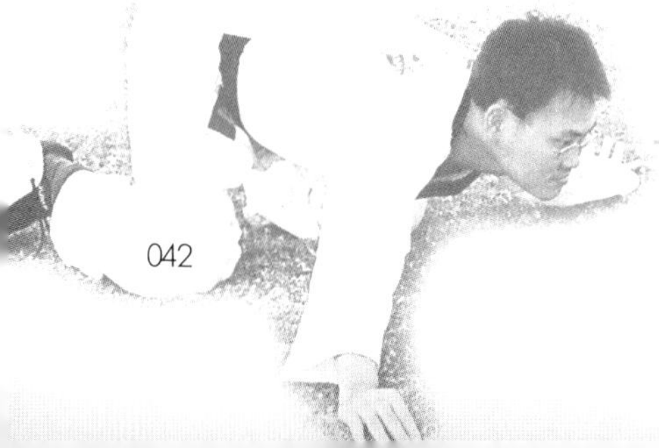

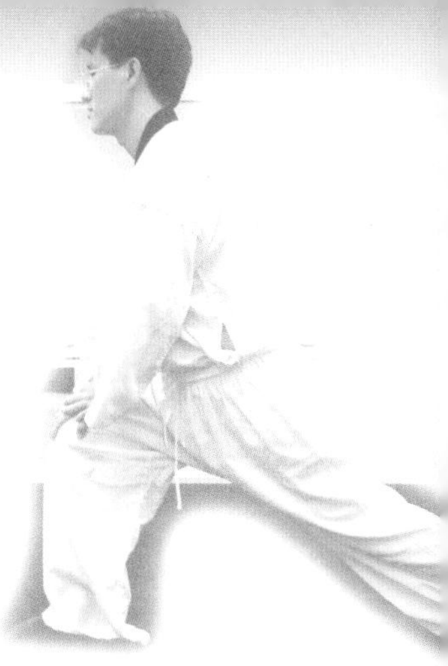

永續健康

想要有健康的身體是需要永續經營的，從預防保健角度來看，由規律的生活談起，早睡早起，飲食的營養均衡，每天進食的良辰吉時，身體內外的運動，心靈的情緒管理（不生氣、不抱怨與多微笑），良善的人際關係，有親情、友情、同事等有力的因素，由研究顯示，能幫助我們延長壽命，而且能提供保健身心的方法，免於疾病的侵蝕。幸運地，這些永續健康的方法也能整合於人類的日常生活中。讓我們一起來實踐吧！

練習小筆記

memo

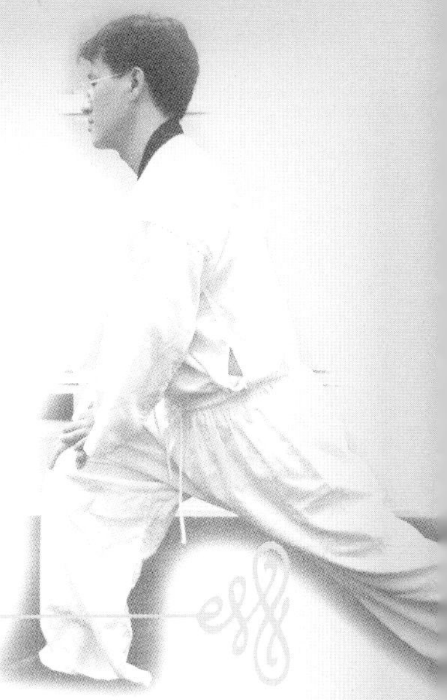

第二章

武術歷史

中國拳術、柔拳意以自然為主，

主張內外兼修，

至於技勇自衛以禦人為主旨。

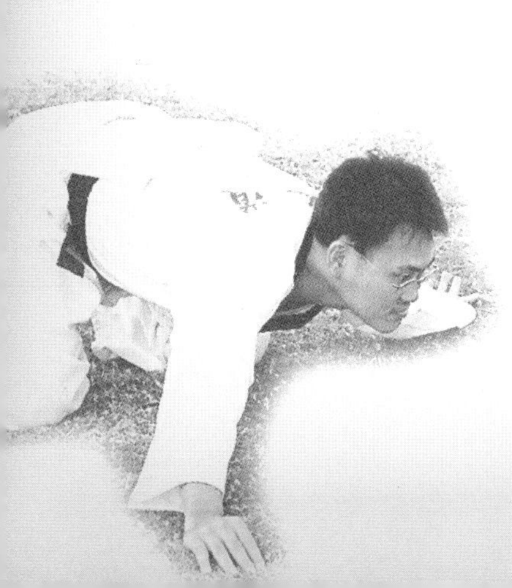

第二章

武術歷史淵源

原始人類穴居野處，與獸爲伍，是故無時不在掙扎、奮鬥中過生活，然人類飛不如禽，走不如獸，爪牙之銳利，氣力之雄厚，更遠不如禽獸，苟有不慎，即有性命之虞。

於是漸有智慧者，遠取諸物，近取諸身。以智爲主，以力爲輔。遂有種種較巧之自衛方法，實即今日武術之濫觴。由漸次改進有如木器、石器、銅器、鐵器等器械之發明，更由人與獸爭，進而人與人爭。自衛之武術漸趨完整。

孔子云 :「有文事必有武備，故射與御並列於六藝。」

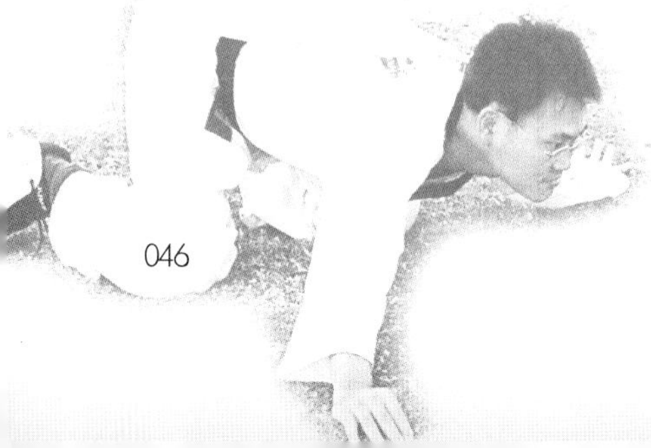

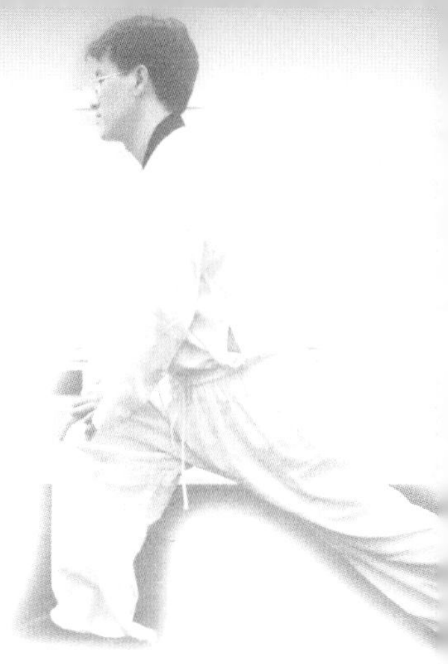

國父孫中山先生之訓言：「無論個人、團體與國家有能自衛之能力方能生存。」

拳術 ： 古稱拳勇，昔時軍中有技擊，民間有角觝，其源悠久矣。

齊代管子，以技擊爲尚。故戰國時代齊人獨以武功著名。至漢朝技擊更盛。可見我國軍隊注重技擊已久矣。

初時拳術與角觝相似，徒以力尙，但到後漢時有位郭頤者，發明長手術，迨魏文帝時，有位鄧展有手臂又能「空手白刃術」，我國拳術發展至此，漸有系統可言。

至南北朝梁武帝時，有印度僧達摩者來我國宣揚佛理，先到金陵，朝見梁武帝，後渡江適魏（今晚河南）錫止嵩山少林寺，面壁靜修九年悟創禪宗，七十六歲時（西元557年）圓寂，成爲佛教禪宗第一祖。達摩居寺期間，相傳曾以養生術傳授僧侶，名爲羅漢十八手，易筋經、洗髓經等，對我國之拳術頗有影響，因而後世誤傳達摩爲少林寺拳術開山始祖。

至唐代兵伐之時，少林寺僧曾以武術建功，於是天下漸知少林寺僧精於技擊。五代時，因角觝術盛行，此時拳術之發明更多。

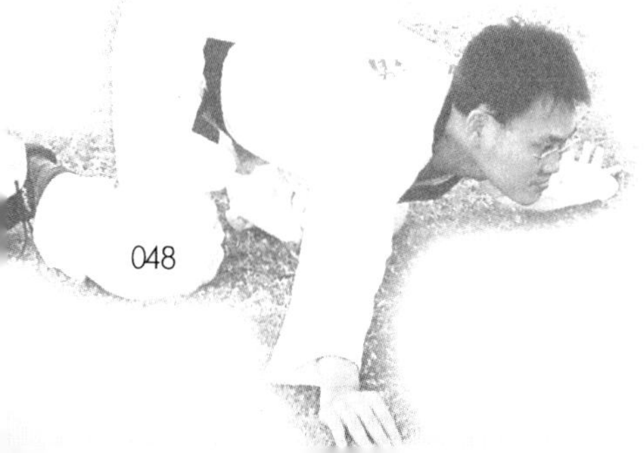

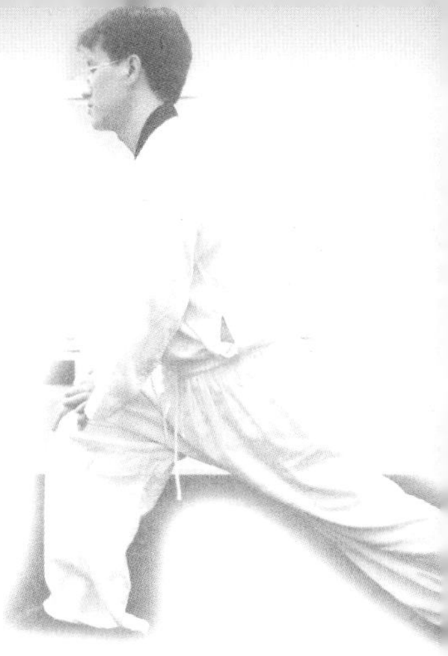

至宋代，拳術之進展更爲完整，宋太祖精於拳術，稱爲太祖長拳。其術名重，至今流傳不絕，以成爲我國拳術之一大宗派。

南宋時有岳飛名將，精於槍術，更以槍法創爲拳術，名爲岳飛散手法，後人更本其法創立，稱爲心意拳，皆爲我國一 大宗派。

明代我國之拳術改革最大。

相傳西元1417年間，有位道士名張三丰者見當時拳術多偏於蠻力相持，過後氣喘，過於緊張，有違養生之旨，遂揉合養生術與拳術於一爐，另創柔拳，以自然爲主。主張內外兼修，至於技勇、自衛，以禦人爲主旨。

柔拳與剛拳，適反其道，剛拳主於捕人，而跳躍奮撲，但柔拳主於禦人，發則乘其舊力已過，新力未生之際，故所當必靡無隙可反乘。柔拳之創始對我國拳術之改進最大，至此我國武術分剛柔兩途。剛拳以少林拳及太祖拳爲主。因柔拳之伸張，少林拳幾絕衣缽，到明代末，約西元1522年有位名爲覺遠上人者，精通技擊及劍術。後有位依皈少林，剃度於少林寺，以少林拳術已漸泯沒，立願重振少林拳聲譽，乃漫遊天下，訪覓異人。至蘭州遇李叟，復因李叟之介訪得

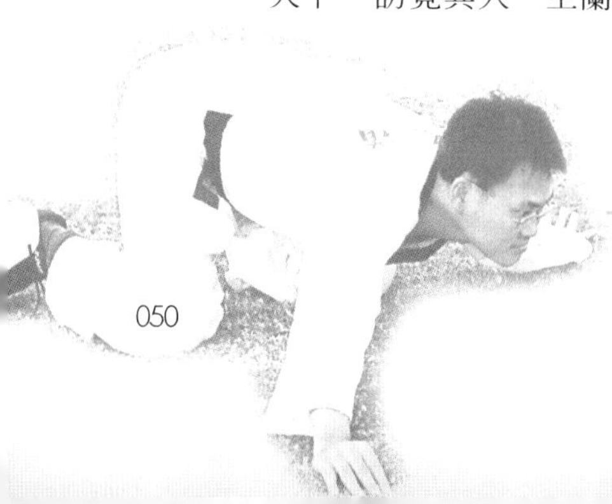

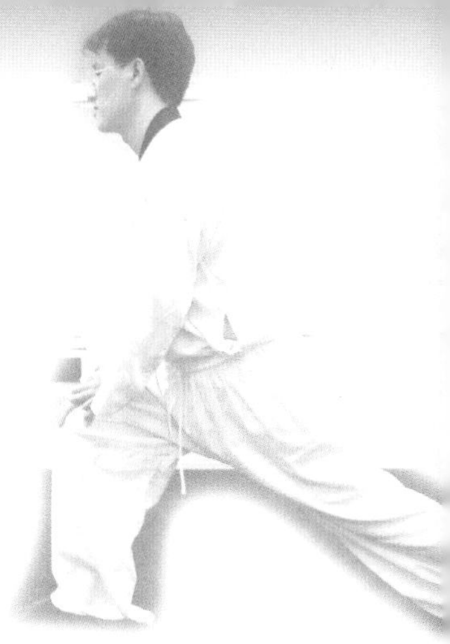

白玉峰，皆爲技擊之能手，後三人同返少林寺，各出所能，融合而創龍、虎、豹、蛇、鶴等拳名爲少林五形拳，又名五大名禽。從此少林拳術始有一完整之系統。繼後有程沖斗（西元1522～1578年間）又有戚繼光（西元1527～1587年）等皆精於少林拳術，以倡導少林拳術（但分有少林五形拳）。達摩羅漢十八手，易筋經、洗髓經（養生術），並有經典之著。極受武術界之重視。明代，我國武術對鄰國東南亞各國影響至巨。鄭和於西元1413～1419年間三下西洋，對鄰國「東南亞」武術皆有極大之影響，如今日日本之「空手道」即我國之少林拳打腳踢，此經由沖繩流入到日本，韓國之跆拳即我國之南拳滲合北方腿擊術。如泰國之笛拳亦滲合有我國之南北拳術，印度之方士術即融合有我國之相權術，此術由西藏及新疆之佛僧流傳到印度。

德國之腿擊術，亦似屬我國之二十四連環腿，故東南亞及西歐各國，因鄭和於三下西洋及遊遍東南亞各國時而有莫大影響。

幸運地，我們活在 e 化的時代裡，非常容易收集到各門各派的資訊，只要敞開心懷，有想瞭解練武信息，都可以有所進展與收穫！

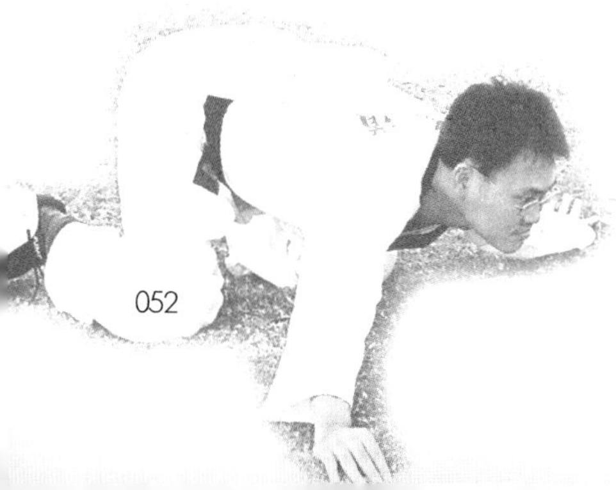

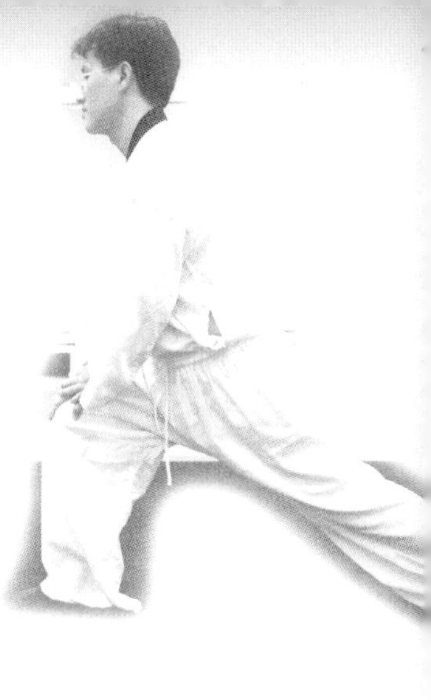

柔拳淵源

遠自漢武帝時代就有龍傑聖人，至魏文帝時代有華昌上人及德明上人，到了宋末明初時，繼有張三豐上人與東崑崙八卦教、峨嵋山、玉虛關、浮頭山梅花教、雲南白鶴寺等尊者，因見當時拳術多偏用蠻力，過後常心浮神亂，氣喘汗流，且過於緊張，實有違養生及禦人之道。故另以各門派所長將拳術之內家精華，以神、意、功、氣與形，達到「閒而入、自然之妙、無為而窮、變化如神」心之最高境界。簡而言之，「柔拳」實為中國唯一之綜合武術。漢武帝及魏文帝時，若要當侍衛者，非精通此術不可。

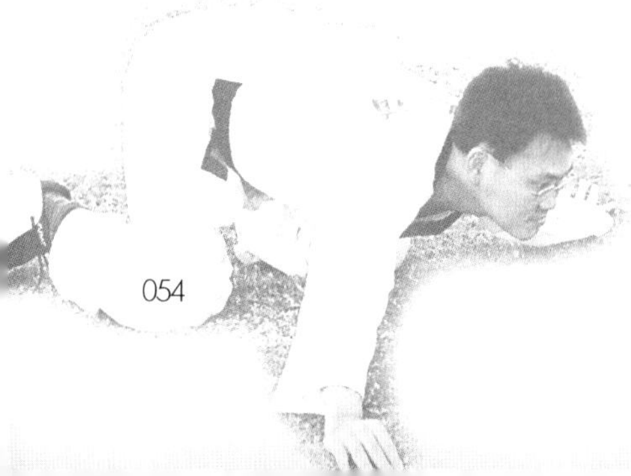

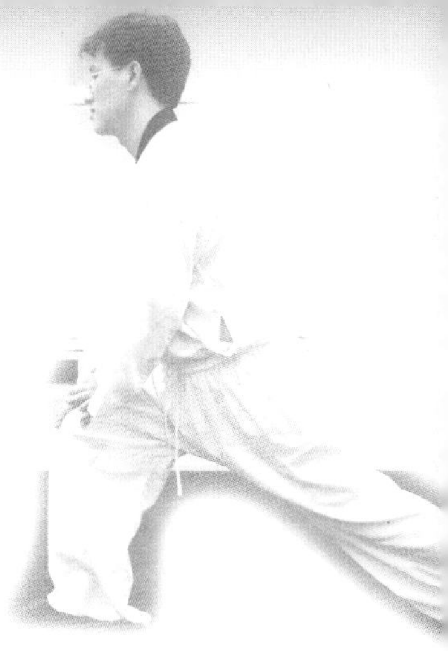

一代宗師——童金龍

余童金龍（金讚）自六歲由家嚴、家慈及舅父，家嚴是從福建泉州來台，家慈與舅舅家住於河南省洛陽，家慈外稱少林張大娘，名「紹治」舅舅外稱少林鐵羅漢，以親授我南北少林綜合武術，請參閱另附訂拳路簡介表，是以，另又拜嘉義德義堂武術館及由福州來台名爲方阿鳳大師，這位是在福建古山茶山大名鼎鼎的白鶴拳大宗師，並這一位由北方來台商客名爲陳玉安，這位是武當拳法與刀槍劍戟的大師，民國十八年六月初旬由嘉義中學的柔道老師佐藤幸次郎先生帶我東渡日本東京都考晉入東京大學國民醫科大學內科就讀並進修「柔道總館」、「講道館」，並抽出時間另去練劍道，在醫科畢業的同時，也取得柔道七段的段位。於民國二十三年歸台，同年年底由家慈和舅舅帶我到福建省詠春縣拜一位猴鶴雙形拳、龍鶴雙形拳、猴拳、方家鶴等及對練妥路，陳春大宗師後由舅父及家慈再帶我到家父家鄉福建泉州，又到東禪古寺（福建九連山原稱福建少林寺而改稱東禪古寺）求拜弘法大師和偉隍大師，他二位大師是家慈及舅父的師兄弟，研習少林武術，並通過重重考驗在少林拳術寶院獲得「龍位」之後被准許下山（爲俗家弟子第一人），爲少林第三十代弟子，少林俗家弟子名號爲素成，其後於民國二十九年又回河南省洛陽，並至河南嵩山少

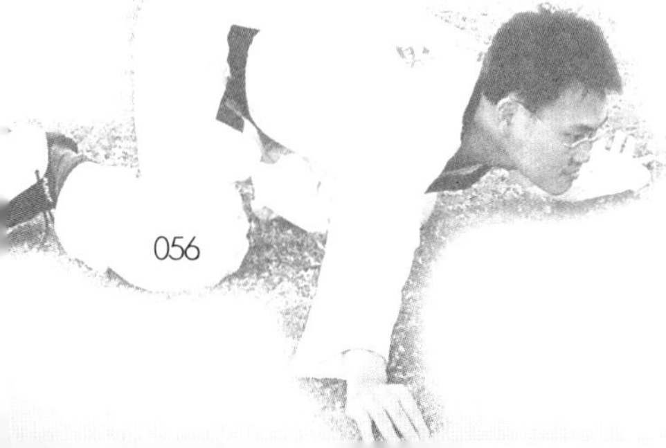

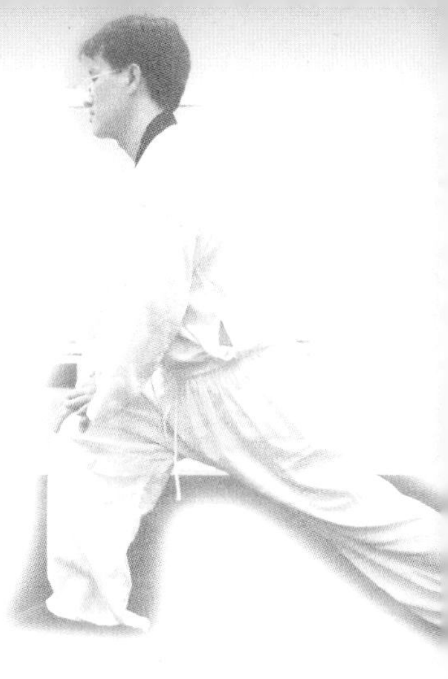

林寺拜掌門人釋智大師爲師，練十八般兵器，盡得少林武藝眞髓。

和張家太極、宋家太極及少林內家拳、少林八卦槌、珍珠棍、沐浴自然門對練，及分筋錯骨法、手捕、縛捕、逮捕等。於民國三十一年由家父帶我到安徽龍虎山見會法家派掌門人鐵漢民大師，同往雲南白鶴寺拜風木大宗師學完撥身鶴又稱雲南雲龍鶴，後再由師兄江西省人稱蕭曉亭大師再合往「貴州」雷州半島浮頭山黃岩洞梅花教本門再學練梅鶴神拳、梅花神掌，於民國三十三年再和師兄蘭貴香、趙木通、蕭曉亭、鐵漢民、風木大師，又再往東崑崙八卦教再求學八卦掌，五猴通臂，卦臂掌，八形拳，六合形意拳，游身十二形法，隱形化身術，五形十字掌，五形六氣掌，二十四連環腿擊法，火炎雷擊掌，火炎神火掌及合氣柔術，相權柔術，快絞術，巧力術，三寶技擊法，擒拿制敵，返制敵，點穴法，返魂術，刀槍棍及其他各種柔術等。

　　於民國三十八年又再歸回雲南白鶴寺，三十九年到重慶，時幸遇一位仇木榮宋家太極名師，由仇老師再介紹我同往武當去拜會一位人稱無極拳傳人名爲白雲長老又名「漢東文」學練張家太極，八卦門無極神掌，武當劍法，「純陽劍」，武當花拳，玄門六合形

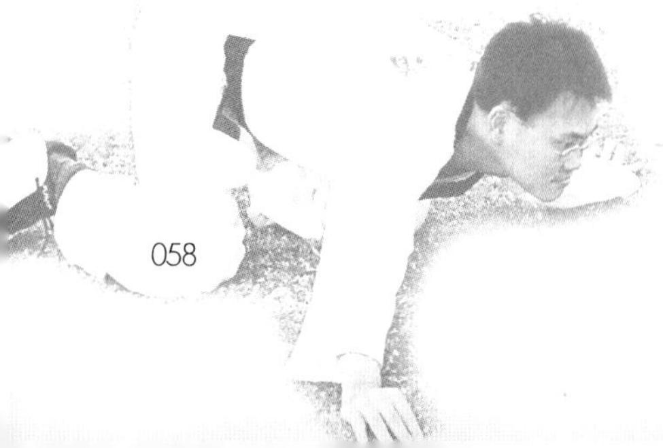

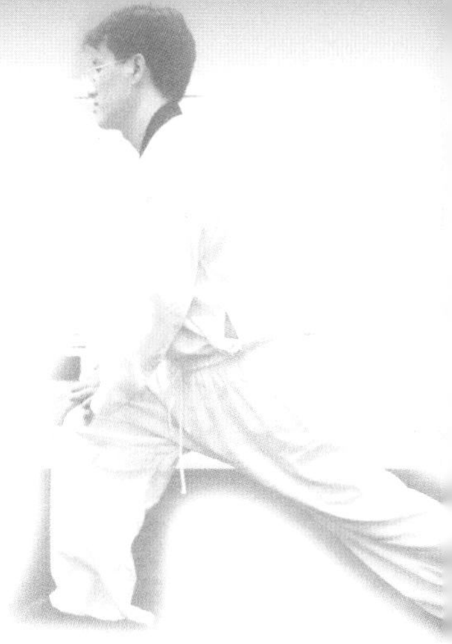

意及妥路等，是時年近四十， 二次大戰早已結束（停戰），余以日本取途歸回台灣主要為了宏揚我國數千年國粹武術體育文化，故而在各地縣市與鄉鎮設館授徒並成立武術協會，致力推展海內外而維揚我少林武術，今已遍及於海內外之際矣。

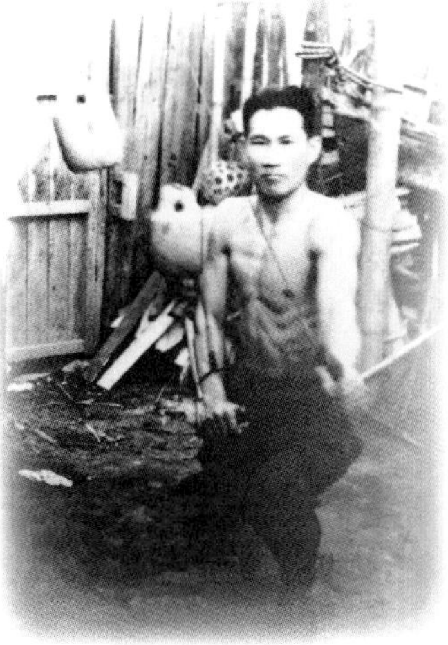

童金龍宗師
青年時代練武英姿

拳術寶鑑

一、柔拳實用法述要

中國拳術、柔拳意以自然爲主，主張內外兼修，至於技勇、自衛，以禦人爲主旨。柔拳之基本練法與基本知識，初時需要有忍性，精神一貫，敘進入拳功不必求速，求速不僅有不達之弊，而害於體魄，實則有損無益，又練此術不必鼓力，以鼓力則無力，而且不能持久力如水也盈科而後進入則臻達於精微，而減少後患也。

技擊之精，應可健身足可延年益壽，有人不問技術，日久即成面黃肌瘦者，此非精技術，蓋乃不知用

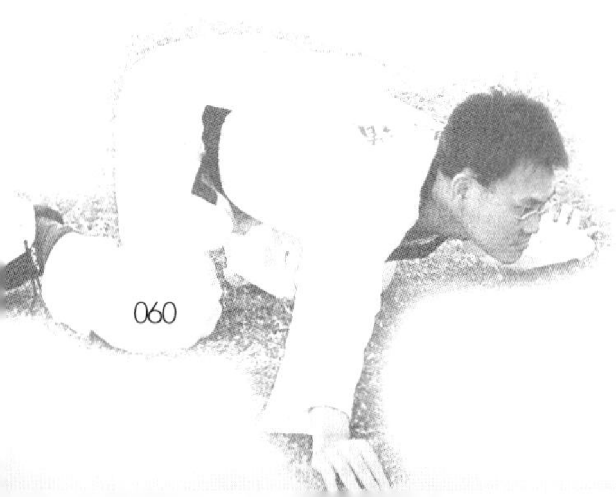

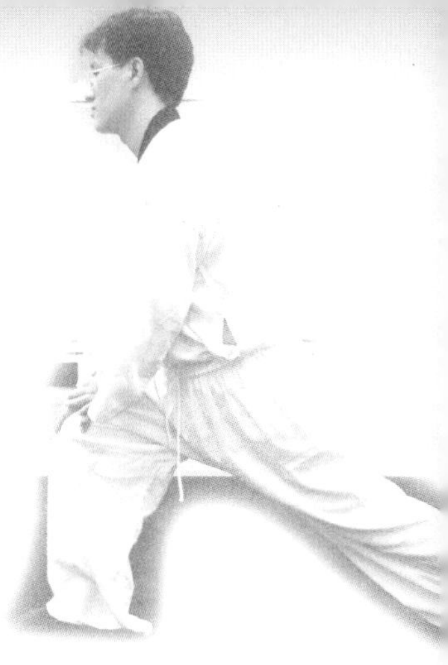

法之害及不接受名師、益友傳授之故也。

學練拳術者須以尚德不尚力，以重守不重攻，「蓋德」以化則心誠，「力」挾則心閒，以心空神靜氣斂神即勇躍，皆安適寧靜，而生氣任人攻之而無所患 「攻者」忍氣上湧，心神暴跳者是神不守舍。致神亂氣散，而其力不能聚縱，一時鼓噪，以靜寧臨之不須攻殺即自敗矣。

如要學習柔拳異術者，宜先瞭解於此，然而可獲得成熟，以拳功猶火也。若不善用足以殺人，切不可不慎矣。

凡練拳異術者須要鼓實全身之氣無須用力，一氣整貫，能以暗聽靜候，氣入丹田遍身即築靈活、活潑以兩肩需要柔軟，神要空虛凝靜不要亂動，以靜待動，以柔制剛，以弱制強，出擊要妙猛虎出林，攻守應以吞抑揚，沉靜而柔，以綿綿續續不斷爲主，以眼快不如手快，手快不如步快，步法即是身法，以身輕捷法如神箭，履如草，橫行陣地，應行即行，應止即止，所謂百練成鋼也。

凡練要堅實體肉者，需要設立練習道具，以求技精術巧。

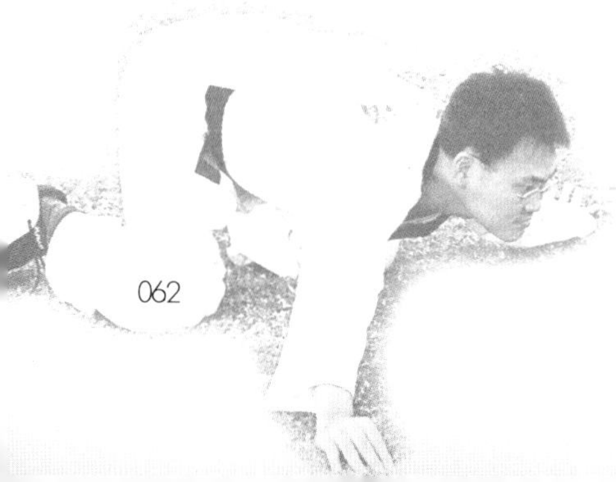

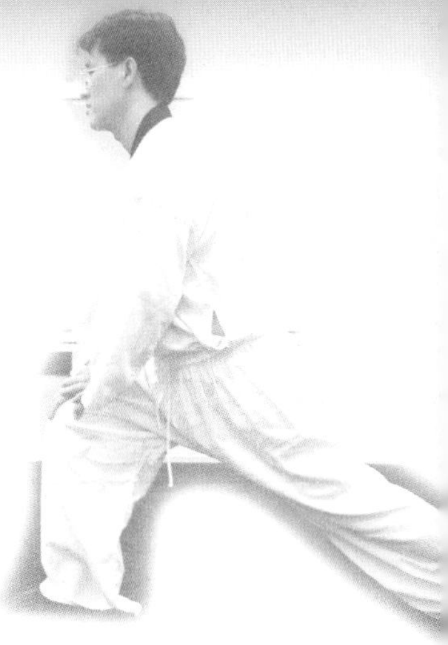

各種鍛鍊法如左：

1. 練氣養神，練功整拳，握力養成，腰力養成，足腿養成，心身養成，呼吸養成，神智養成。

2. 力之使用，氣之變化，體靈修養（轉換法），單手兩手之取轉換法，四方投擲，入身投擲，關節制投，手腕鍛鍊及抑制肘關節之鍛鍊。呼吸力之養成（坐與立），合氣、流氣之練習及攻守備防等之養成。

主反擊之練習法：

1. 基本防禦之練習法

2. 雙手練習法

3. 自由體及超然立體應身法之練習及智理之養成意法相對之練習。

抑制戳擊練習法：

1. 擒捉拉、抓發跑避、脫閉按擋、以柔克剛、以靜待動、以弱制強、吞吐抑揚、沉靜爲柔、浮沉利敵、擾搖化換、收化迅速、進退流利、撥抖如雷、實以化虛、虛而鼓實全身之氣使身靈活、全身活潑身靈法即靈以靜待動、以動串八動之風力，不可盡用性力，如探囊取物，以自知進退，收化迅速，隨技流利方可保全身，又能抑制戳擊禦人矣。

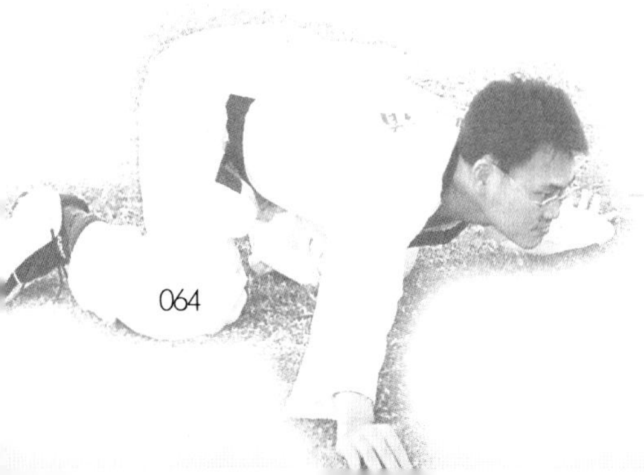

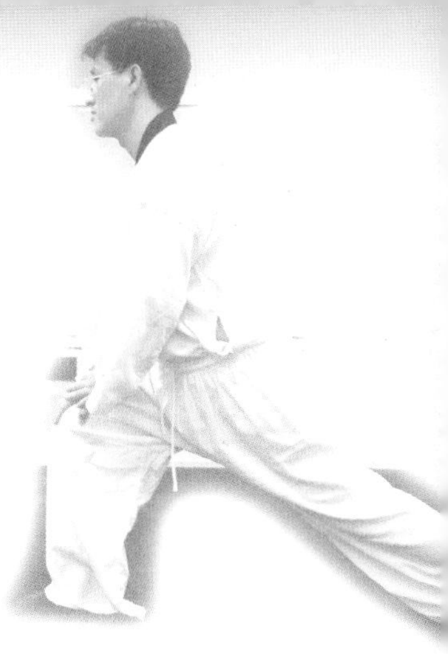

分有摔、擒拿、投、腿擊及各種武術姿式之要訣用法，又分有十形式：

1. 投之形（即投擲之姿勢）

2. 固之形（即壓與抱之形式）

3. 極之形（即兩人相拼之形式）

4. 柔之形（即用巧力快跤摔之形式）

5. 五之形（即相生相剋以大自然之式）

6. 古之形（即柔術各種姿形）

7. 合氣之形（即意氣力、技術力名五形六氣禦人

術曰合氣道）

8. 巧力之形（即用軟功巧力摔角形）

9. 護身術（即用縛術、空手白刃術又名逮捕道等之姿形）

10. 女子護身術（以女子習慣上的不同，另有種種防身方法之姿形）

受擊、反擊之主要部分如下：

1制腕。2制肘。3制喉。4制肩。5制胸。6制背。7制頸。8纏絲法。9翻身法轉制。10借勁隨勁。11握手法。12提襟。13喉頭被制防禦法。14頭髮被握法

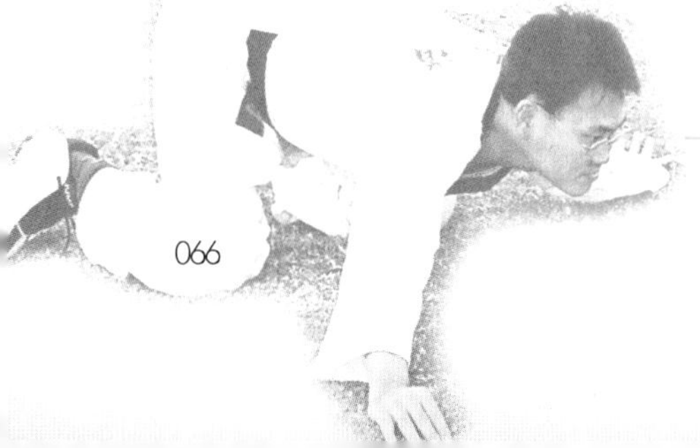

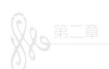

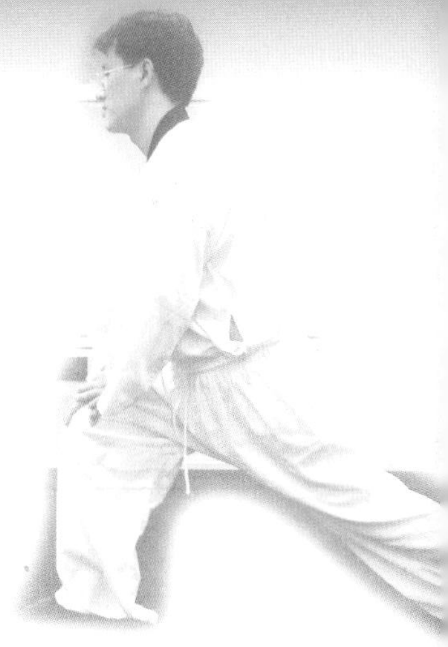

有。15腳踢防禦法。16奪鬥法。17肩下被執法有。18勒喉。19制頸動脈。20足拂。21背負投。22擋技。23投擲法。24寢技。25抑技。26跤技。27制關節。28肩車之法。29袖車。30大外摔。31體落。32浮腰。33跳腰。34移腰。35拂腰。36鈎入腰。37正捨身。38橫捨身。39眞捨身。40跳卷。41卷拂。42內股。43送足拂。44小內割。45小外割。46大內割。47大外割。48小外車。49大外車。50小外掛。51支鈎足。52膝車。53空手白刃術有七十二招式。54圍頸制法有七式。55抵禦持械法（一百四十八法）。56前剪法、後剪法各有三式。57跳腹投擲法有五式。58半取投摔法七式。59持佛落法有五式。60拉技取擲分左右。61移山過江。62擒投壓制。63俯身制敵。64大樹盤根。65擒拿七十四招。66過肩移山。67隨敵縛擊。68游身化敵法有一百八十六法。69散手實用技法計有七十二招。70示範制敵三十六招式。71綜合制敵八十四招式。梅花神掌一百八十四招。梅鶴神拳一百二十四招。五大名鶴計有三百六十四招。72腿擊術南北計有六十七法等之姿勢，分有自然體、自護體型化轉變無定使敵難攻又不敢近之，實甚技巧術異神妙甚常矣。

二、柔拳與精神

柔拳在世上眞是一項技巧異術，最適合現代化

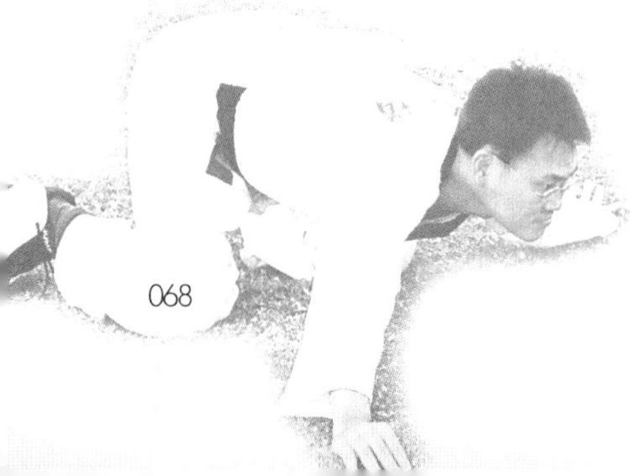

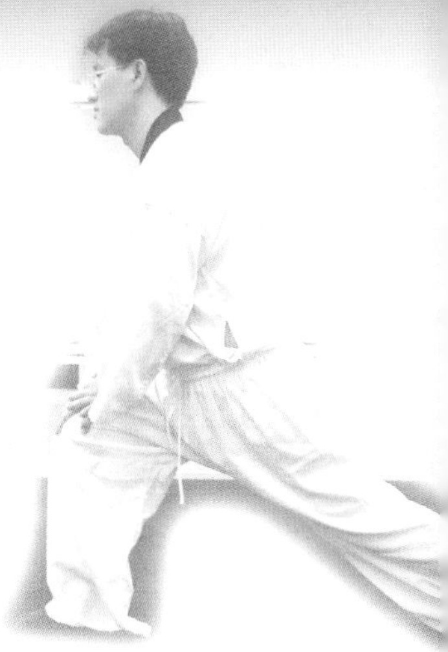

之正當體能運動，練習此術首先要學好禮儀爲基本，要有忍性，意志要堅強，精神要貫徹。以做爲養心修身，其次爲健身及護身之用，鍛鍊柔拳不是一件歓樂之事，必然擁有堅忍不拔之精神，以務求進步，而鍛鍊自己的體魄，並培植堅毅之志，才能達成願望與理想。

學此術及其他武術不是欲傷害他人之健康，如術藝高深的人，赴高赴應要修養又更濃厚慈悲感，該方是倘尊以固有武德矣。

三、練神之要訣

凡練拳術須重練神，神貫身自然能獲輕捷，手足身腰便捷靈活，以功練氣，以氣練神，以神靜還虛，以含神行意。

意分有行意、動意、令意、推意，意合氣即靈，靈為圓活之妙。此能虛變為實，實化為虛，虛虛實實兩相宜，虛實黏速敏捷，以陰不能離陽，陽不能離陰。

乃能便利從心，該並非格外之運氣，以神靜氣順隨即身能便利。故變動來往無不從心宗神之所欲毫無阻礙之處矣。

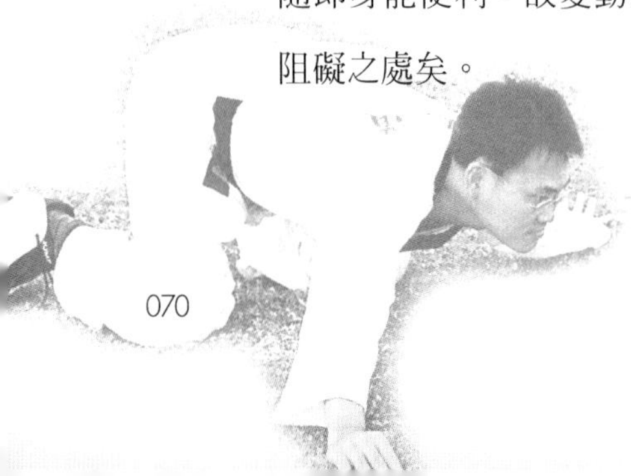

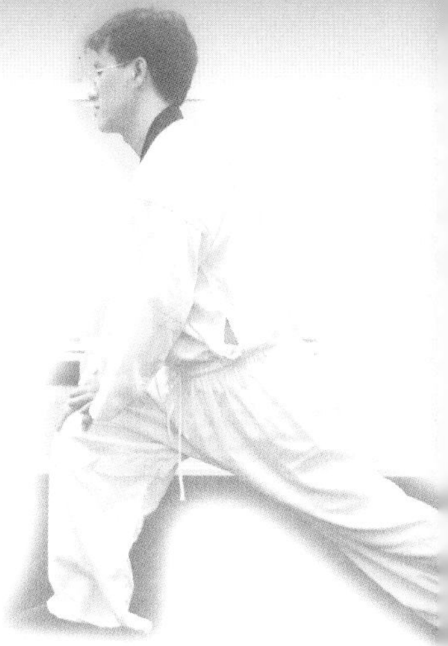

四、心神之修養

心爲氣之所，腰纛心宗神，心爲主帥，心神意合氣即表達，以腰爲纛則旗中正不偏，無致敗之道也。求緊湊可臻於縝密矣。又曰先在心後在身，腰鬆淨以氣斂入骨，神舒體靜，刻刻在心。

動而無有不動，一靜無有不靜，內外相合上下相隨內外合一，索動往來，氣貼背，內固精神外示安逸。全身之意，均在精神，以神爽氣沉即能千變萬化，氣如車輪，腰如車軸氣爲旗，腰爲纛此言靜此方成正以心神之修養也。

五、養氣之要訣

氣以直養而無害，勁以曲蓄而有餘善，養浩然之氣實是至大至剛矣。

養氣即順手獲自然之妙。日習須養之而不知不覺，如過有數十年後就積虛成實斯爲至大至剛也。

則曲蓄其勁，以待發既發，則沛然以能禦敵（制敵）也。

六、鍛鍊柔拳要訣

心靜身體、氣斂勁整、練氣聚神、氣勢騰挪、

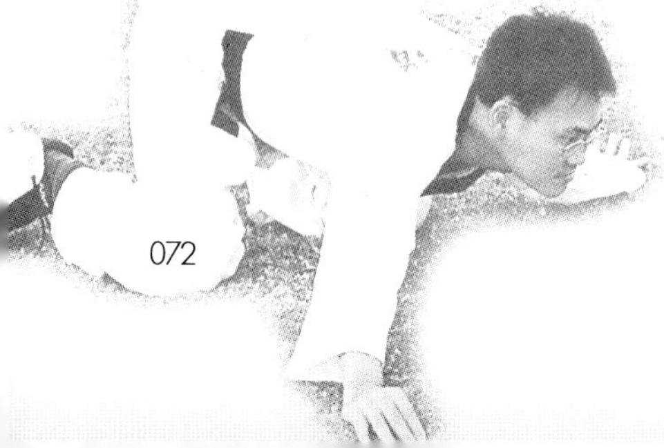

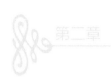

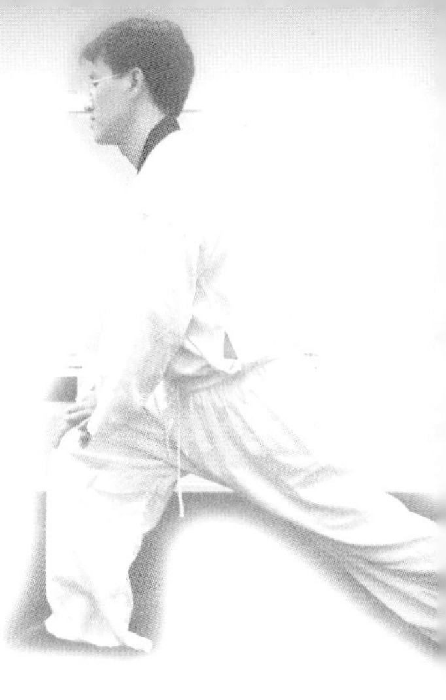

散放密快、走打行功、眼光隨手、眼隨手足、眼隨手腰、輕靈自轉。

學練此術身切不硬壓亦過力，需要柔鬆，鬆則靈活，如意手宜展，手足身腰需要自然相連一致隨動。迎擊需要迅速身輕手捷。法如神箭該耑重於手足身心腰腿，精在步法，俱濟相應，初學切不過用力，如逢敵力太大，直逼近攻時，五身須宜用收化。收化要迅速，進退要流利，使敵人不得近身是也。練時須加以功練氣，以氣化神練神還虛。精練化氣則體魄堅強，外力不得侵入。又若能練氣化神者，則能飛騰變化意動形則動。

若能練神還虛，則神俱遣以化形，變化無窮。以隨手相黏以內意自能聽動勁極以可利於制敵之義矣。

七、柔拳養生禦人術要訣

蓋夫武術一途，分內外兩家，有武術與練道之稱，練武者注意於姿聲而重勁力，學道者注重於養氣而練神以意動，以神發也。茲分述如下：

練武者雙重姿勢，兩足用力重心在於兩腿之間，全身鼓實貫氣而運氣送力，以一呼一吸貫氣注入丹田之內，而呼吸其益之成分，久之則身體堅實靈活，站立姿勢穩如泰山，一旦與人相較起如鋼銼，落如鈎

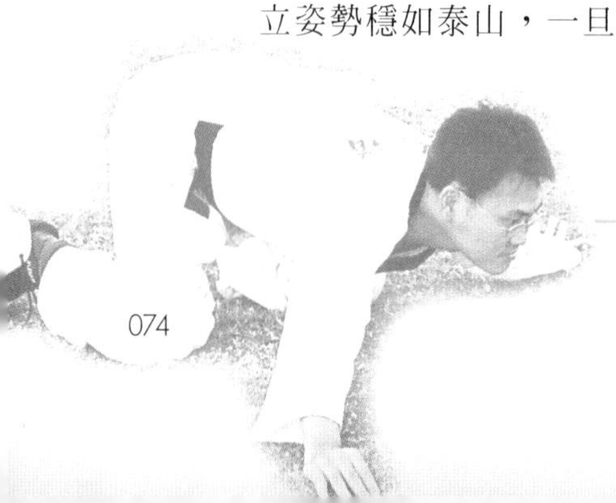

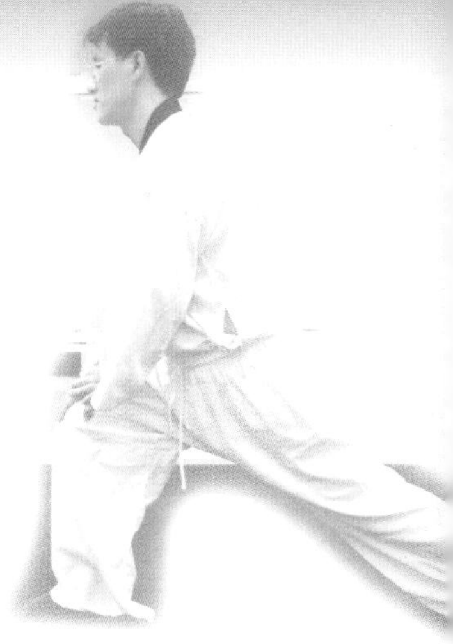

竿，起似伏請登天，落如霹雷擊地。落無蹤，起意如似卷地風，束身而起，長身而落。起如箭，落如風，追如趕日不放鬆，拳經曰 ： 一膽二力心變通。眼精手快身消藏。兩足立地如猛虎翻身，縱跳似蛟龍。氣連心意隨時用，硬打硬進無遮攔，此謂之濁源，所以爲敵將之武藝固靈根而動心是也，若練到登峰造極至善處，亦用以戰勝攻取無敵於天下也。

學道者是單重之姿勢也一足用力，前虛後實，前足可虛亦可實，心中不用力，先要虛其心，實其腹，使意思與丹田道相合，進退流利，收化迅速毫無阻滯，進則如發箭在弦，退則如飛鳥歸巢，飄然而返勇往迅速，學練時心中要空空洞洞，無念無想勢然能千變萬化不免而中，不思而得所謂中道也。

經曰：拳無拳，意無意，無意之中正是意也。心無心，心空也。身無身，身空也。

佛理曰：空而不空，不空而空是謂眞空，空者實之本，靜者動之基，心中空虛則靈，有大智慧、大明悟之生效。

養經曰：心閒神虛而入，以柔自然之妙術異無爲而窮，精靈變化如神，此謂如有人來擊，心中並非有意防範，然隨彼意而應之。

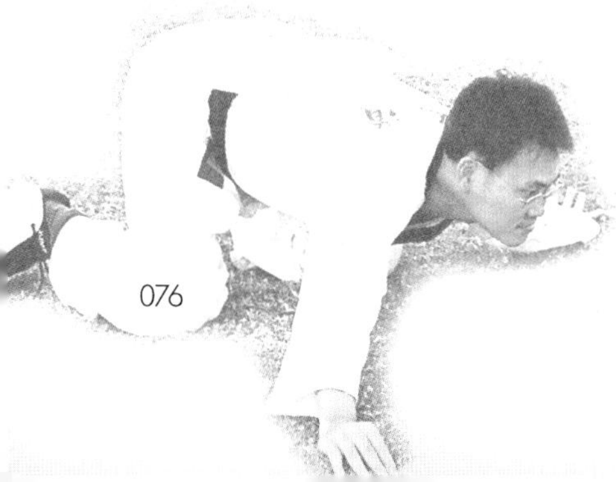

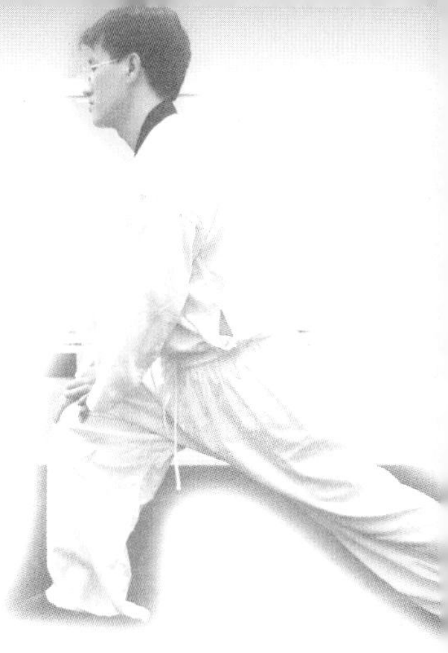

自然有堅實之抗力，靜爲本體動則爲用，一舉一動皆是用寂然不動感而遂通，以養靈根靜之神之所用也。

八、呼吸修養

呼吸：肺爲氣之府，氣乃力之君，力不能離氣，凡肺強之人其力必強，肺弱之其人力必弱，練習柔拳異術專練於呼吸，以增其氣力者其成功頗覺可驚，其先本爲寡力之人十年，呼吸習練之功已增至兩手能舉千斤。如呼吸不要猛於呼吸，初時乃從緩增加，練者忌在濃煙污雜地，宜於清晨在曠寂幽靜之區行之，晚間練習宜在庭外，不可緊閉於室中。

呼吸開始時吐出三口氣，以啊！啊！啊！不可出聲，嗣後忌以口出氣，初時是吐出肺胃之惡氣(即污濁之氣)，以三度為止，稍後久則呼吸須使之氣從鼻孔出入，方免濁氣侵入肺部之害，又呼吸時宜用力一氣到底，然後肺袋之脹縮，得以盡吐舊納新之用以生氣力。

呼吸時切不可胡思亂想，欲以無念、無思心空神虛，調息水火既濟，心腎相合，性靈心腦。凡人身之氣血，行於虛而滯於實，如思想散弛則必氣凝滯結障害，久則必成氣痞之病，學者慎戒之。

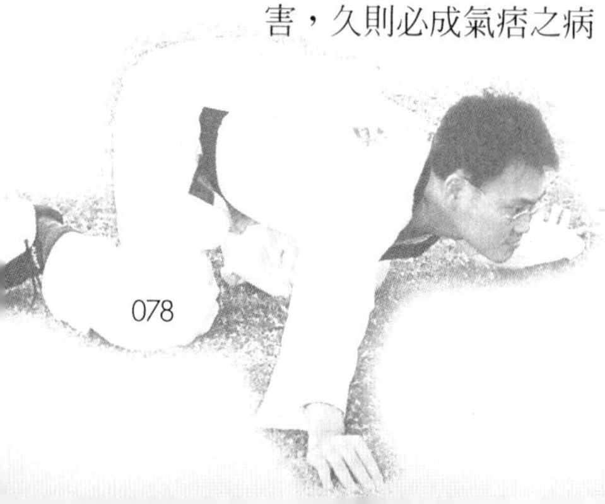

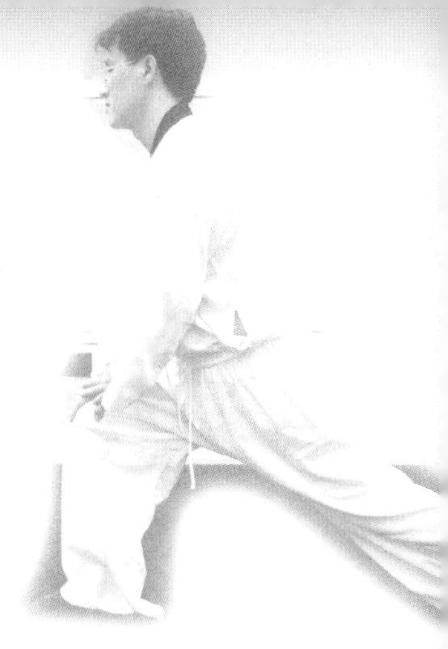

九、剛柔論釋

剛以柔之變化，運柔而在剛及其至也，不剛不柔亦剛亦柔猝然臨敵應能隨機而動，變化無窮以柔過之則剛，身似呆板變化之則捷，若剛多柔少，此因初學入左道未獲有名師傳授亦指點流行強使氣力，剛柔無相濟互用之效，亦猛力強練手掌臂腿之專技不辭痛楚，朝夕蠻習致一部分之筋肉、氣血由活動而變堅凝，凡練武術者須以柔爲貴，至於專使氣力蠻野粗動，出手不知師法，舉步全無規步，既昧呼吸運使之精，復不解剛柔虛實之妙乃兩臂之力習於一拳半腿自命個專家，此下乘之技不得混以柔術之稱，學者宜明辨也。

剛柔之判以柔生剛，以剛化爲柔，剛柔相續，相連不斷以相生運行之。人身之氣血未鍛鍊則虛浮而無力，鍛鍊者則使身靈活潑益而易動。平時練習以剛柔互用相齊，爲此道之正宗也。

裁解曰：勢猛則乘勢猛還，力強則借力順制，敵力勝側鋒入，力弱則踏進洪流。

十、力之使用法

力以能柔而剛，以善運而充，力從氣出，以運氣

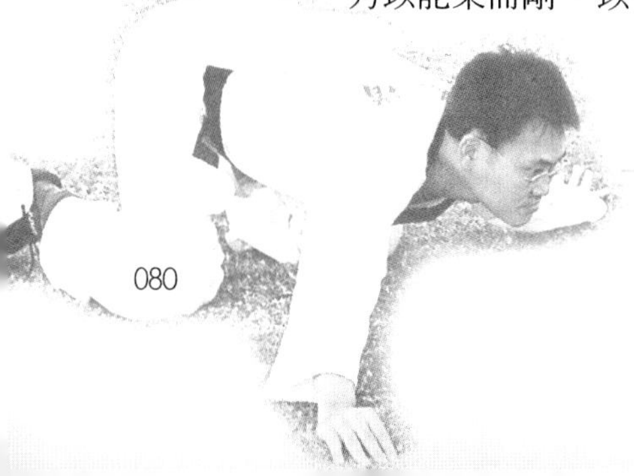

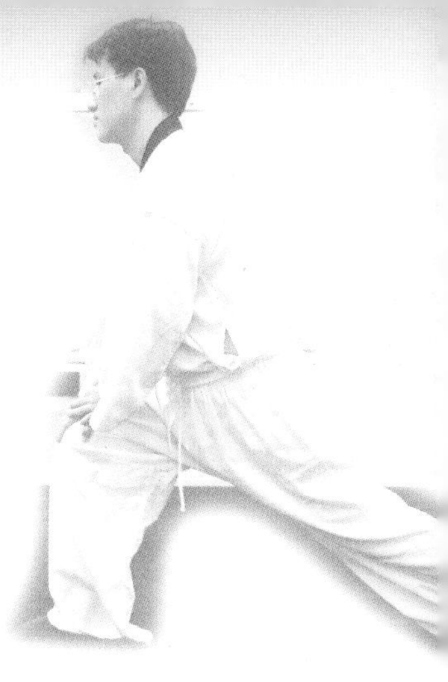

送力，氣穩顯力無氣則力，何能自生內家之力，在有意無意之間，必抵隙沾實而後全力一吐，沉重如山可以氣透遍身，外家之力剛，內家之力柔，剛則浮虛，柔則沉實，久習之自能明智覺大悟，一掌一拳打出手一著力則以氣力能貫透指顛亦掌心，至於柔運即純粹之氣功之力，手則全身奔赴於氣之所運，以氣到意即到意到法即到也。學者此悟矣。

十一、談少林五形拳之精義

少林拳術分有達摩傳羅漢十八手、易筋經、洗髓經，此是達摩禪宗在山西錫止嵩山少林寺居寺九年之間所授傳之養生術到公元一五二二年有位衣皈禪林爲欲重振少林聲譽以漫遊天下訪覓異人，至蘭州遇李叟之介訪得白玉峰，皆爲精通技擊之能手，後三人同返少林寺，各出所能，融合而創少林五形拳「龍、虎、豹、蛇、鶴」又名五大名禽。後公元一五二六年程沖斗，繼有戚繼光而力爲倡導少林拳術。

五形拳之精意，人之一身神（龍）、骨（虎）、力（豹）、氣（蛇）、精（鶴）五者必須交修互練，始臻上乘，以創此五式是爲兼修內外，至今拳家名沙猶莫能出範圍也。五形拳之精義如下：

1. 龍拳練神，練習時全身無須用力，暗聽騰氣貫

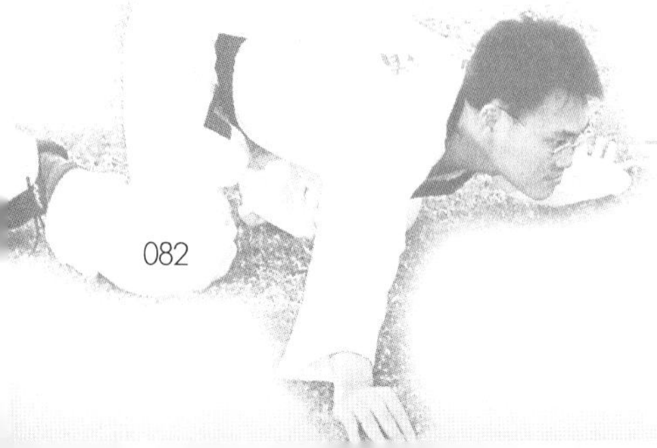

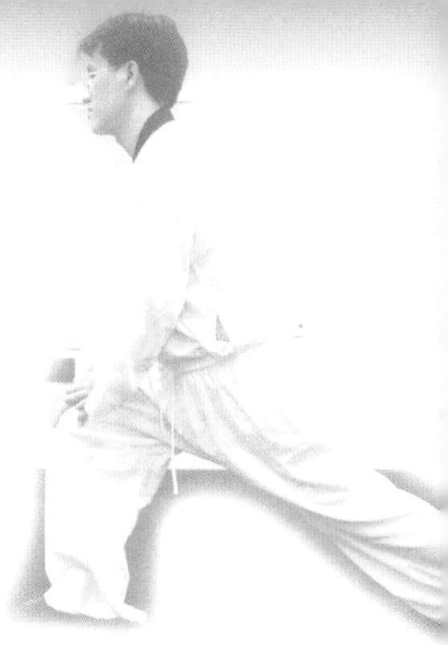

注丹田，以使遍體靈活、活潑兩臂沉靜而柔相印（即手心、足心、中心）。

2. 虎拳練骨，練時鼓實全身之氣臂堅腰實，腋力充沛。一氣相貫始終不懈，起落有勢努目，威猛如怒虎出林，兩爪有拔山之勢。

3. 豹拳練力，豹之威不及虎，力比虎爲巨，豹爲喜躍跳動，練時以短馬起落，全身鼓力，兩拳緊握五指如鉤銅屈鐵，故豹拳多握拳。

4. 蛇拳練氣，氣吞吐抑揚以沉靜而柔，如蛇之氣節節靈通，以練氣柔身，而出臂活腰靈勝於勇夫，有驗者自能知之也。

5. 鶴拳練精，此拳以緩急適中爲得宜，蓋取象於鶴之，耑精足神靜，故練習時須練精氣定心神，舒臂鑄裨騰運氣，裨氣自若心手相印獨立華表高懸千仞，瞑心孤往，久練精熟自能於言外得之，五形拳之精靈，則身堅氣狀，身靈手捷，足穩眼銳膽壯，倘與人搏出，便可壓倒庸流是也，學者需要苦心求之。

十二、拳詩「拳義」

1. 眼觀四面耳八方，意詞滔隙瑕乘通。

2. 身爲四肢拳主功，偏斜閃讓身可防。

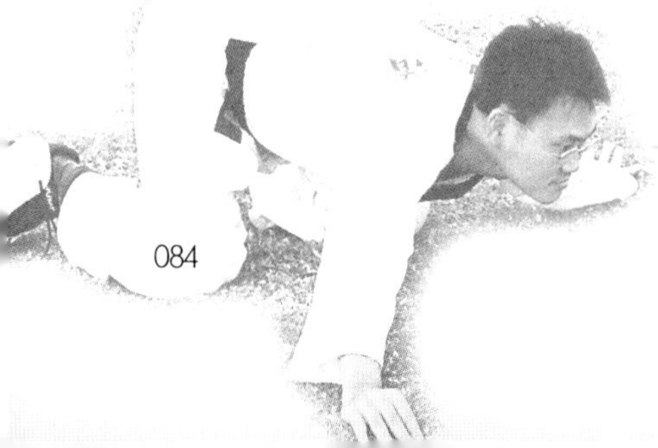

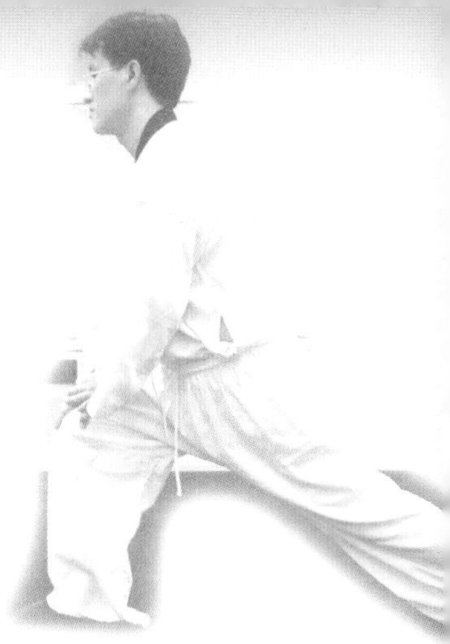

3. 腰細靈活益柔剛，腹鬆腰纛穩招藏。

4. 步法身法拳爲主，功氣騰然體合腰。

5. 肩爲步驟勢自然，意氣柔身手臂堅。

6. 變化多端翻莫測，然得步力巧妙奇。

7. 識智敏捷活靈施，認機遇隙則可愷。

8. 膽大巧技術妙異，藝高得理應自然。

9. 氣沉一道則能取，聽化迅速不竭藉。

10. 勁乘拳功托索挽，蓄勁化敵不費功。

11. 吸勁擊拳拳則擊，吐勁發手發則收。

12. 箭羽而銳達人身，使敵動亂不及施。

13. 手法多端南山竹，勢勢存揆用柔力。

神靜技必精，神亂技必敗，使法由其神，應手感神悟，手出無常，變化多端，神速忙亂，手到功成，迅速如風，猛如虎豹，出擊莫測，方臻制敵。

內家拳術是耑以功練氣，以氣化神，以練神還虛，若能練精化氣，則體魄堅剛外力不入，若能練氣化神，則能飛騰變化意動形隨，若能練神還虛，則至此獲能制敵「禦人」也。

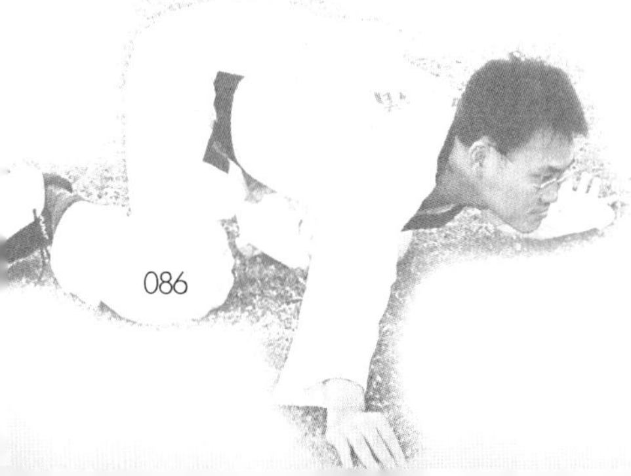

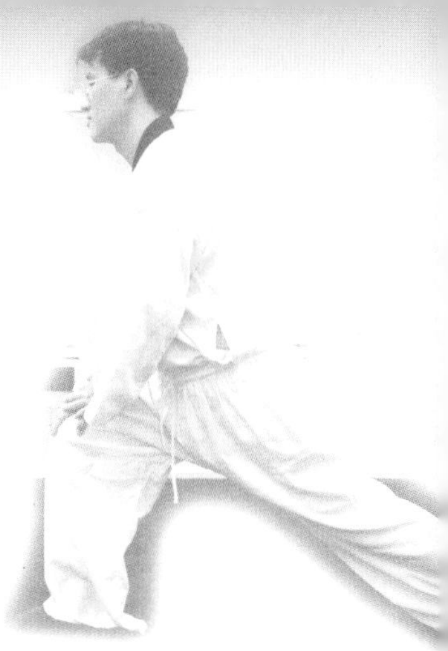

斯武必須功練氣，耑練精氣定心神，吞吐浮沉續相宜， 搖化梭變虛實，實而爲陽陰爲虛，枝枝節節兩相宜，柔靜輕靈意化氣，性靈意合神定凝，神靜凝精神猶靜，滿身輕靈氣騰然。

十三、我國柔拳之淵源及其簡史

敘述我國柔拳之全貌，事實上柔拳之動作，是全能千變萬化，以理論與學說、技術，實是異妙高深，尤其柔拳之歷史也已悠久，柔拳之基本及實用技法實簡而易學，可使男女老幼、不拘年齡皆均能索驥，自能練習，費時不多，而能窺見柔拳之精髓，以續努力則不難登堂入室矣。每一動作必然應要熟練而欲純熟者，非常以熟練不可，練者如存取巧之心，若不肯多用功夫，則終欺人自欺，致一無所成。學者務必自始至終，循序漸進，應要耐性求精，柔拳異術，可使一般武術同道，力所應勝。柔拳之創立此是在西元1417年間，有位道士張三丰上人，及崑崙、峨嵋山、玉虛等，若干尊者，因見時拳術，多偏於用蠻力，不用功氣意應形，不自然之體靈法。過後，氣喘汗流，又過於緊張，此實有違養生及禦人之術，故另創柔拳，以爲養生禦人，而用於大自然爲主。

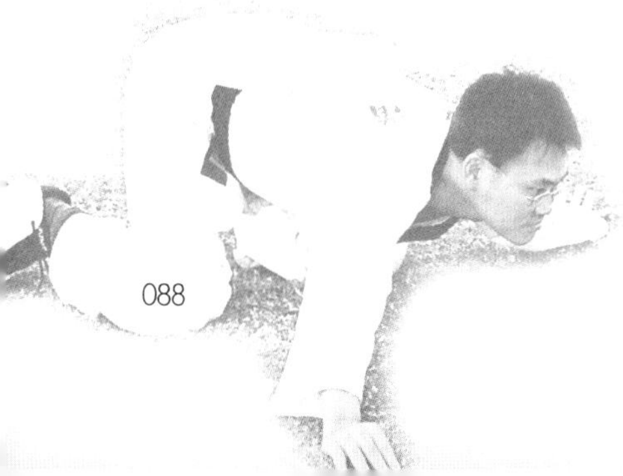

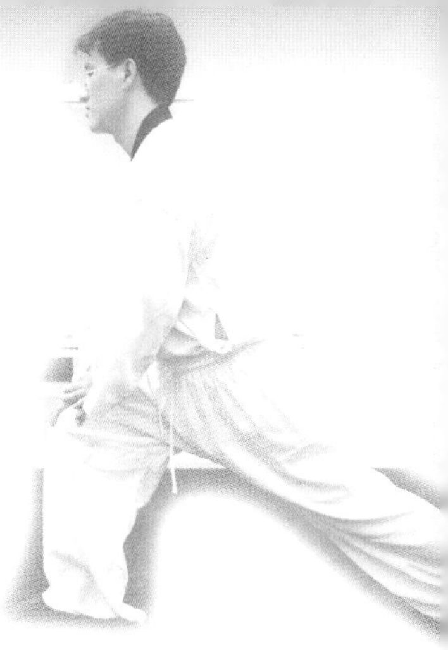

柔拳異術，分為下訂之類:

五方運動即「金、木、水、火、土」，五形相生相剋(前、後、左、右、中)等。

十大要:手足身腰眼。膽識精氣神。

十六要訣 ： 擒、拿、抓、閉、脫、點、發、避、吞、吐、浮、沉、擾、搖、化、梭。

八形：柔之形，巧之形，自然之形，古之形，極之形，固之形，投之形，合氣之形，此爲八形。

護身術(包括空手白刃術)。

女子護身術(以用習慣上不同種種之防身法)。

徒手制兇器。

擒拿校力術(相權術，柏張術在內)。

柔拳之形成 ：崑崙八卦掌、太極神掌、手足連捉法、游身十二形法、隱形化身術、捕縛術、五形六氣術、散手三十六招、四十五法腿擊術、馮一元之快跤術、柔拳禦人術、體靈術、神蔭柔術。又明代梅花教教宗:「釋智」偉眞上人及「聖靜」華明禪師等，分訪天下各大名派彙集異數再融合梅花神掌、梅鶴神拳、梅花散手及拐杖術、化氣術、花拳柔術、擒拿摔跌

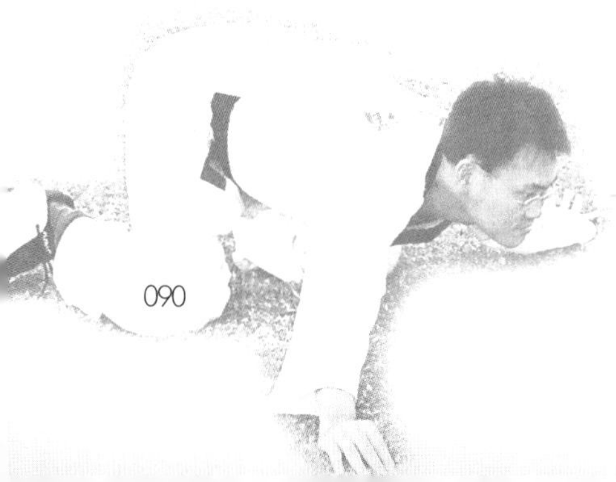

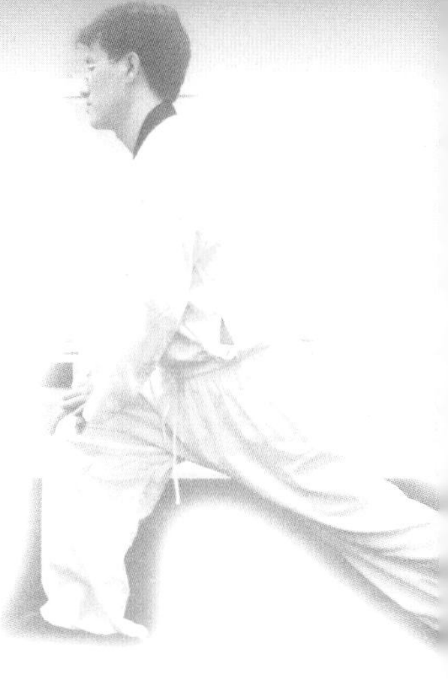

術、中取實用技法。柔拳三十六招式行拳二十四勢逮捕制敵術、二十四連環腿。十八反蹬腿。刀、劍、長掟、短棍、還元功、迴魂術又名反魂術等，綜合創成有定形之規格，以有循序，而可進修，簡而易學，論曰:以柔克剛，以靜待動，以弱制強，抑制應防心閒而入，自然之妙，無為而窮變化如神。又曰 ：一膽二力心變通，眼精手快身消滅，兩足立地如猛虎，翻身蹤跳似鮫龍。以天下之大勇者，猝然臨之而不驚，無故加之而不怒，此為柔拳之道也，時至柔拳始成最大完整。魏時愛好提倡，而當時若要當侍衛者，非精此術不可，而時重武林齊揚天下。

縱鶴淵源

「縱鶴拳」的前身，一般認為是「永春白鶴拳」，福建省七大拳種之一。於清朝順治年間（西元1644～1662年），由福建福寧州（一說為浙江麗水人，現在霞浦縣）北門外少林拳師方種的獨生女方七娘所創。

方種，有謂係方世玉後代。家中殷實富有，為人尚俠義，性好少林拳術，廣交天下豪傑，凡所聞名武師，多從而師之，苦練不懈，久之練得心手機靈，有出神入化之妙。方種早年喪妻，獨生一女七娘，年方十六，聰慧靈巧，深得方種疼愛，視為掌上明珠，故七娘得其傳授最精、最細，七娘有未婚夫陳對墀，方種本欲傳其武藝，不料陳乃負義之人，一去不返，七

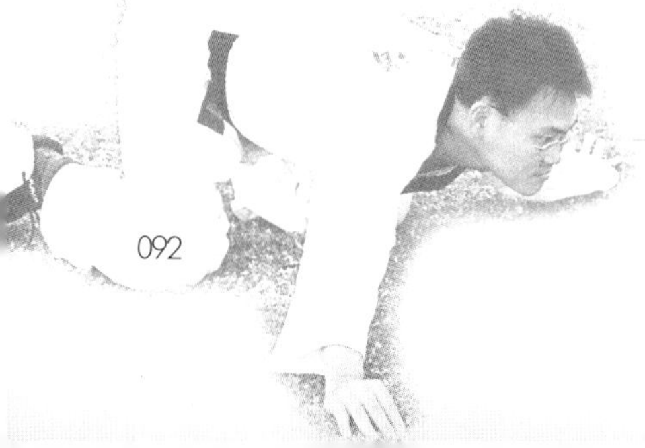

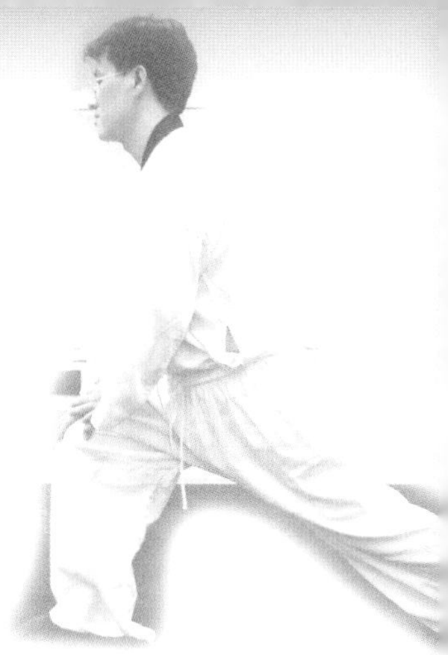

娘持節在「白練(蓮)寺」禮佛。

一日，七娘在寺內織布時，見一隻大白鶴飛宿在樑間，昂首振羽，舞足弄翼，引喙銜毛，伸頸覓食，纏脖歇息，抬頭長鳴，姿態優雅美觀，心中大為驚嘆，即以手中梭盒投之，白鶴閃跳避過，又以緯尺擊之，又被白鶴展翼彈開，俄而白鶴振翅凌空而去。於是七娘感悟之餘，就將白鶴的振翅、撲翼、抖翎、晾羽、纏脖、鳴叫等動作，揉合在少林拳中，經多年的揣摩實踐，創出別具一格的新拳種——「鶴法」，世人俗稱「白鶴拳」。白鶴拳是上乘武術門派之一。

據古拳譜記載，方七娘當時所教的白鶴拳為單式練法。康熙年間福建提督施琊從台灣帶來福建一名拳師白戒，將寸勁截力及抖勁融入白鶴拳，使技法更完備。然是否白鶴拳眞係爲方七娘所獨創，有賴更多的有心人士的考究，方能論定。

「永春白鶴拳」（亦稱鶴拳、白鶴拳）歷經兩三百年發展，從模仿鶴之飛、鳴、宿、食特性，演化出眾多門派，不勝枚舉。鶴拳的先賢們不斷體悟與改良，從鶴的外形進而側重鶴之內涵、精神、鶴氣之修練，進入更深內家領域。中華文化是多元融合的複合體，當鶴拳得到習武大眾的認同與肯定，便有諸多門派將鶴拳列入必修課程，或融入門派中的武術而衍育出更

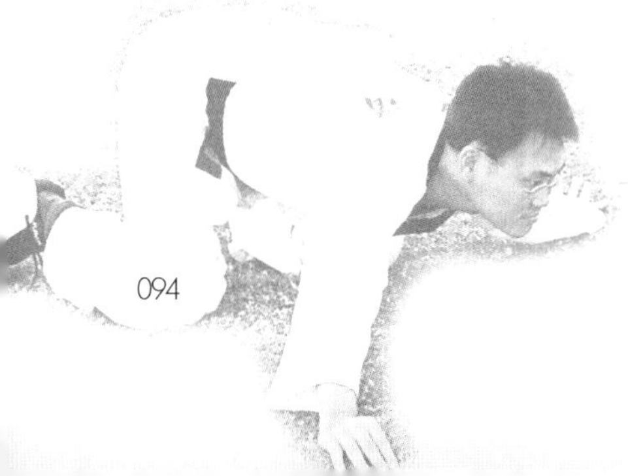

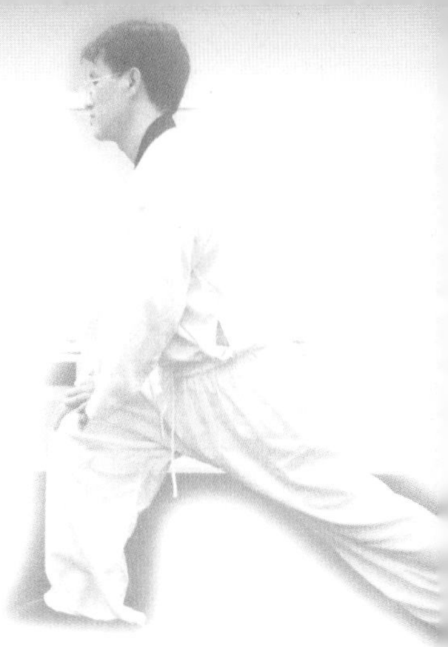

多元的拳種。茲將其中較有名的內外家鶴拳列舉於下：少林鶴拳（出洞鶴、守洞鶴、遊山鶴、洗身鶴、飛鳴鶴、獨腳鶴）、太祖化鶴拳、食鶴拳、方七娘白鶴拳、白鶴神拳、蛇鶴神拳、虎鶴雙形拳、猴鶴雙形拳、雲南白鶴寺接身鶴拳五路、浮頭山梅鶴神拳五路、縱鶴拳七路。

縱鶴祖師——方慧石

縱鶴拳的改良與集大成者，爲道光元年（1820年）間文人方慧石（字世培），福建福清館口人氏，世代書香，幼敏而學。然據童宗師言，縱鶴祖師方慧石的石字，口上要有一點，念短聲重音，爲寶石的意思。從小拜一李姓白鶴拳師習藝，弱冠之年，中武舉人，以無意於仕途，遂雲遊各省名山大川，尋師訪友，探就各派拳藝，深覺白鶴拳仍偏剛猛，若能柔化當更上一層樓，故苦心研究，偶觀寒鴉淋雨，樹顛抖羽，樹幹竟隨之動搖，遂領悟輕柔彈震之勁意無窮，由此而生方向既定後得茶山天竺寺禪宗長老教授道教氣功，氣入奇經八脈，融會白鶴精義，力練十有寒暑，結大成而後開創縱鶴一脈。

「縱」爲福州方言，按照字義解釋：「縱者緩也，發矢曰縱。」其勢如人體突受冷而顫抖，以「縱」爲

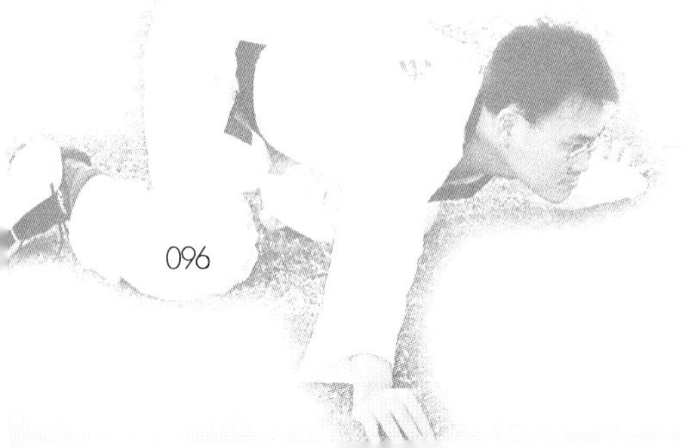

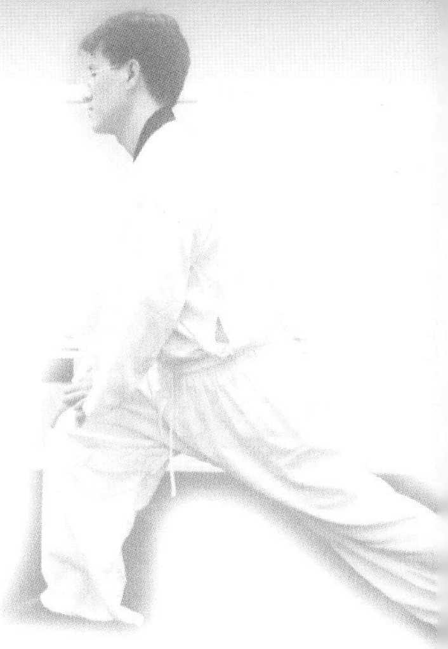

名，其意在突出鶴拳的捘身抖力量。縱鶴拳道，以鬆柔、圓化、甩彈，抖捘，將白鶴拳由短技鶴，改為長技鶴，分有三戰、四門、五步、雙蝴蝶、飛蝴蝶、玉蝴蝶、八角穿心、迫技連環戰等。

方慧石行拳中，內功力源源不絕，登門試技者無不應手極仆，遂威震八方，成一代宗師。其應敵，飄身如絮，身形變幻莫測，招式自然而玄奧精奇，身力驚人，身法奇奧，發勁無形，發勁快如飆風閃電，瞬息已往復，而敵已跌於丈餘。同治九年方慧石首次以縱鶴之縱勁，技挫福建省總督左宗堂府中有「御賜華北七省無敵拳王」之稱的郭其泰，因此聲名大噪。光緒二十五年，方慧石首徒唐依鶴參加福建省總督府武術總教練之考試，經十幾場比試都保持不敗佳績，最後由清廷御前侍衛韓忠國親自下場比試，雙方交手不及三回合，韓忠國即被唐依鶴之縱勁打跌於擂台上，總督府武術總教練一職由唐依鶴取代，自此縱鶴拳如日中天，遂威震八方。

約200年前縱鶴拳是由方七娘女大師研發與改良近完美的養生運動，由此可知，鶴拳很適合男女老幼的運動，您一試就知道它的保健強效，身體內部組織強化易見。

柔拳目的是禦人，乘其舊力已去，新力未生之

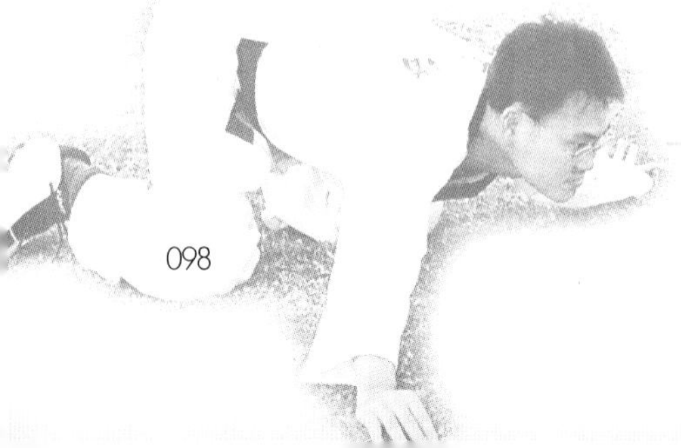

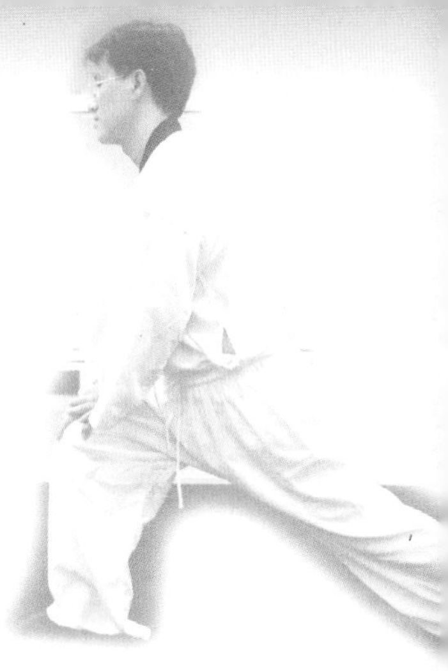

際，來防身與養生。學任何才能或技術，找對老師學習成效事半功倍！有不少名派武術的練功動作尚爲整合完全，如何整合它爲科技醫療化的作用、發展與應用在未來的人體保健運動上則有待開發。

而柔拳綜合武術有很多的名派武術功法，尙待我們去整合與開發，讓接觸的人可以認識它。童金龍大宗師的武術教育貢獻，非常值得我們後生晚輩來學習、傳承與發揚武術。

「接班人」這三個字是企業裡或報章雜誌中常聽到的話語，如各行各業的某某公司某董事長的 XXX 人是下一任的接班人，在科學界聽說 XXX 人是牛頓或愛因斯坦的接班人，在政治界也同樣聽說 XXX 人是下一任市長或縣長的接班人，同樣地，在武術文化界裡，誰是童金龍宗師的接班人？如何傳承？培訓接班人？有何計畫？如何進行？我相信，在2000年到2050年之間，傳承某技能（接班人）的議題會持續的發燒中，有可能納入國家競爭力的重要指標。

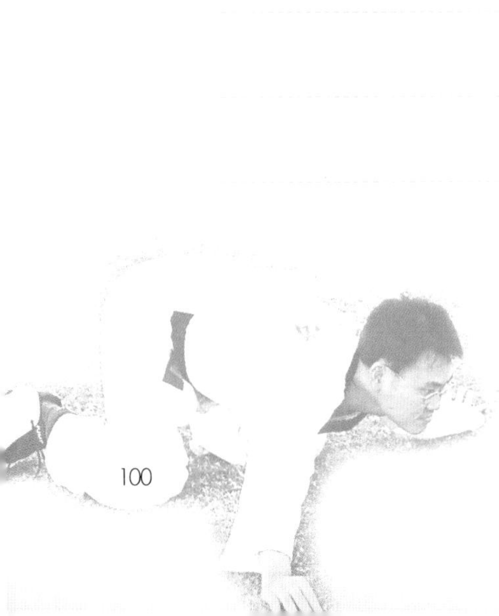

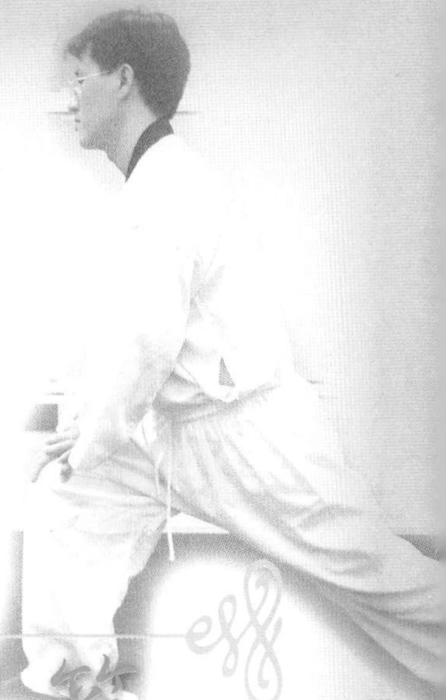

第三章

功法 入門篇

藉由基礎原則的運行，

會發展出創意，

與無可限量的能力。

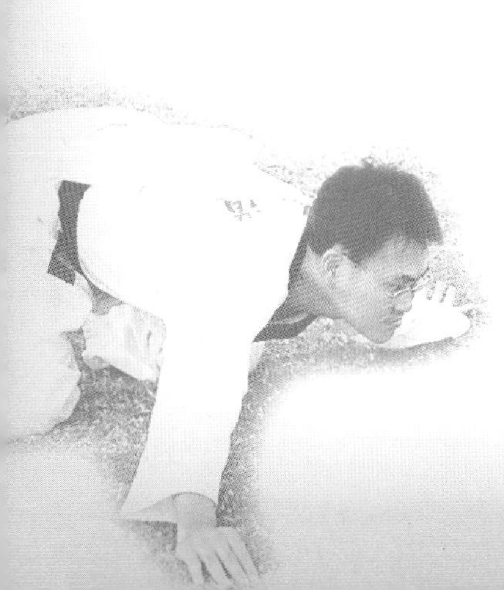

第三章

預防疾病與體能的潛能開發精華

從古至今，很多賢人提出許多養生的法則，約西元150年左右，大師華陀精通醫學，尤其擅長養生及外科手術，在養生方面他主張動養；他首創的「五禽戲」養生法，藉由練此運動，可以達到醫學上所說的「預防疾病的運動法則」。約西元1400年左右，晚年的大師張三丰在想武學如何能達到養生禦人事宜，所以他創立了養生柔拳之術，練功的要訣是不用身體的蠻力，而是需要運用全身的氣力，進而養成功力與身法的養生運動。

同樣地，在西元1600年左右，大師牛頓想瞭解物質的運動原理，從一顆蘋果的起源被啓發的牛頓運動

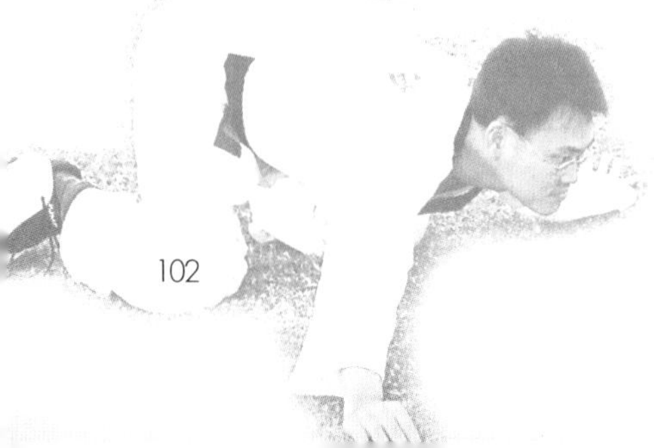

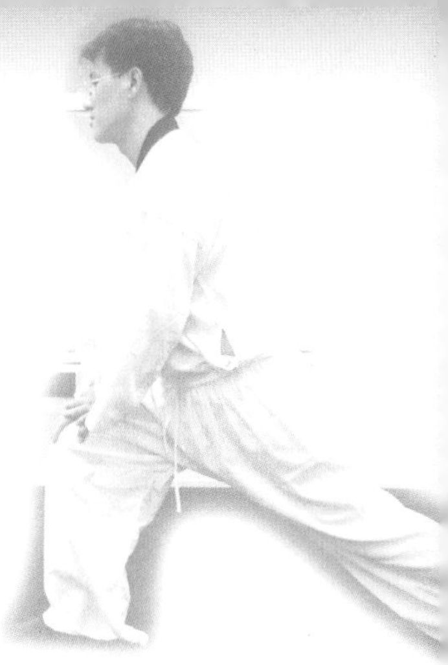

原理，來詮釋物質的運動現象。此創舉帶來科學文明生活的便利。

結合此三位大師的精要（醫學、武學與物理），我們將武術運動以創新科學化方式呈現給讀者，理論與實務並進，引發此書籍的問世，可以帶來超效能保健運動的風行。新運動傳授人類後，期望帶來體能、潛能開發與疾病預防的文化運動，進而造福人類團體健康的福祉。

熱身運動

運動時應有正確的觀念，以避免不必要的運動傷害。其中最簡單的事宜，就是熱身與伸展運動。

熱身，簡單的說，就是使身體變暖和，因此也有人稱爲暖身。猶如機器於操作前，最好能先熱機再啓動，如此對於機器運作與壽命都有幫助。

有研究報告顯示，如果沒有先做熱身運動，將近百分之七十的人激烈的跑步十至十五秒後，會發現不正常的心電圖變化。常有新聞報導，運動時突然的猝死，大都是因爲沒有做好熱身運動。而熱身的方式有許多種，本書提到的是主動性的熱身:

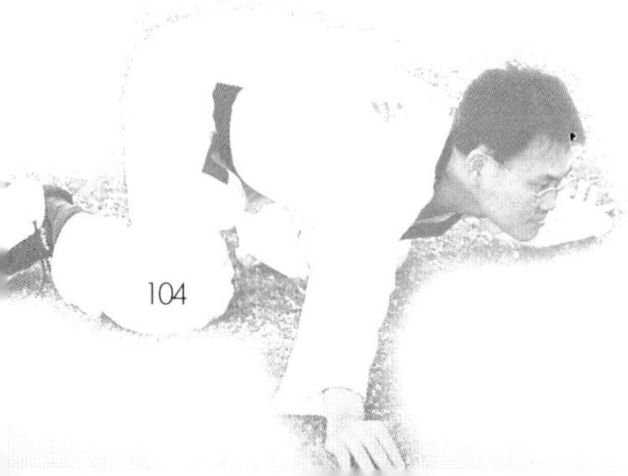

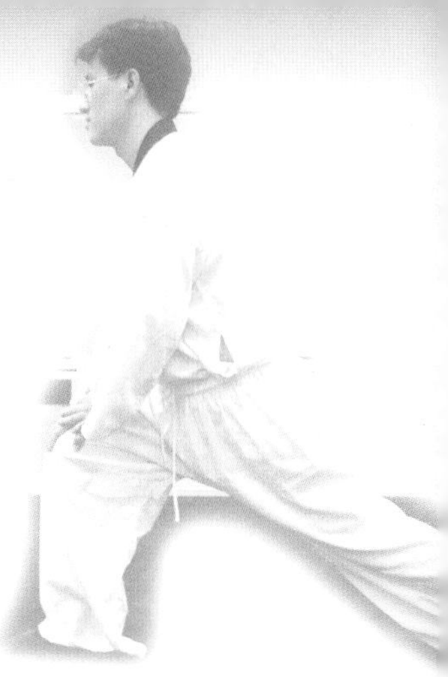

乃經由全身肌肉的活動來提高體溫，可促進血液循環，加速新陳代謝，提高氧氣的供應，能減少劇烈運動後心肌缺血的機會。只要身體開始出汗，熱身便大概足夠，有時也可用測量心跳次數，做爲熱身運動是否足夠的標準（比安靜時心跳增加每分鐘六十至八十次）。

一般人在從事健身娛樂運動前，熱身運動進行的時間約五至八分鐘左右，可以軟身操、快走或原地慢跑進行。如果健身房內有蒸氣室或溫水池也，可先浸泡個五分鐘左右。熱身完後，必須記得做伸展運動比較不會造成肌肉拉傷。這是因爲肌肉的溫度升高後，肌肉細胞蛋白質的黏滯性會降低，收縮速度加快，收縮力會加強，而延展性也較好。伸展運動就是所謂的「拉筋」，主要作用在於拉長肌肉、肌腱和韌帶，以增加柔軟度。

可以溫和與緩慢的將身體伸展到某種姿勢，然後保持三十到六十秒。這樣的動作藉著姿勢的維持，可以逐漸使肌肉放鬆，讓肌肉拉長，獲得柔軟度。

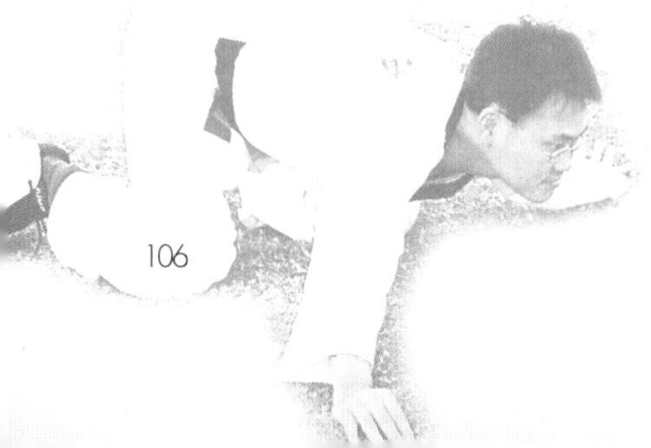

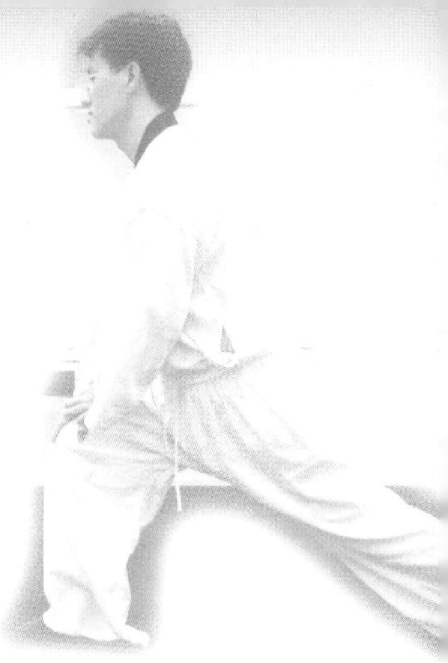

軟身操(一)左右邊轉體

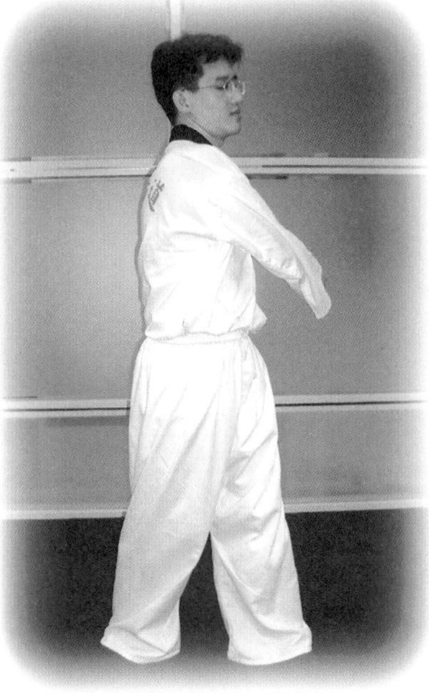

1.左邊轉體

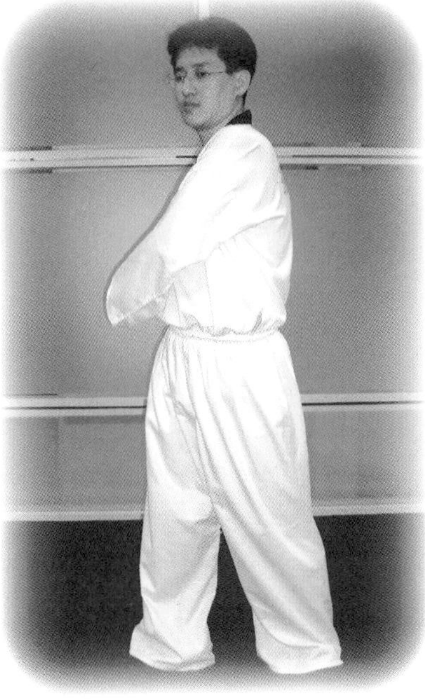

2.右邊轉體

軟身操(二)扭動左右腳踝

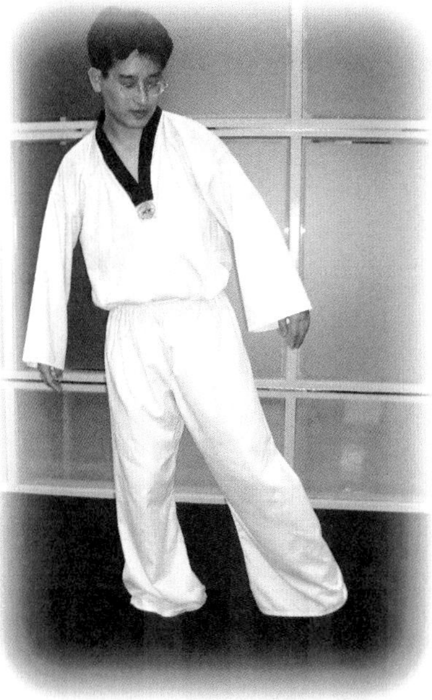
1.左腳踝轉動

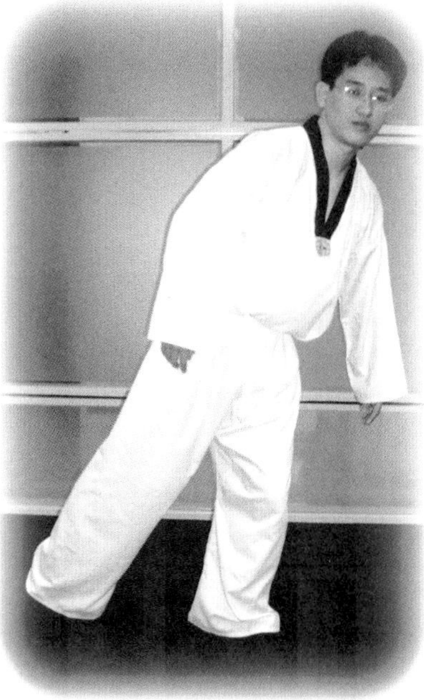
2.右腳踝轉動

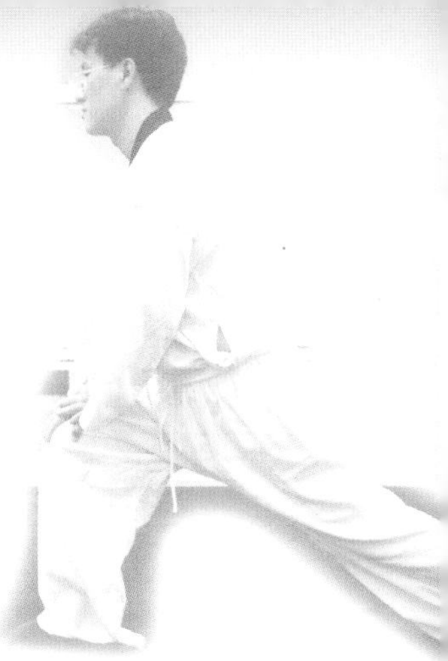

軟身操(三)左右邊壓腳

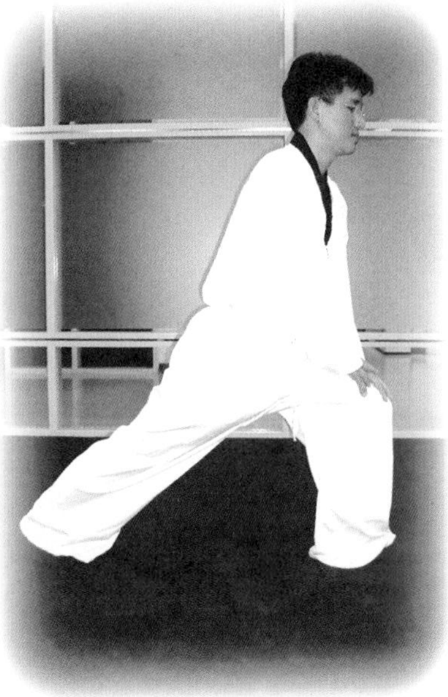

1.左邊壓腳

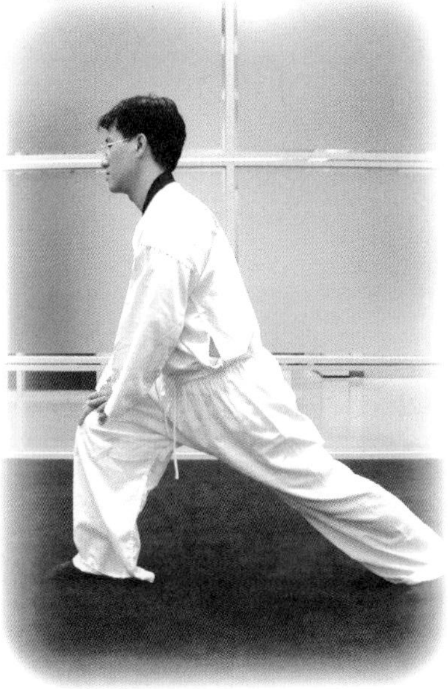

2.右邊壓腳

軟身操(四)彎腰與伸展

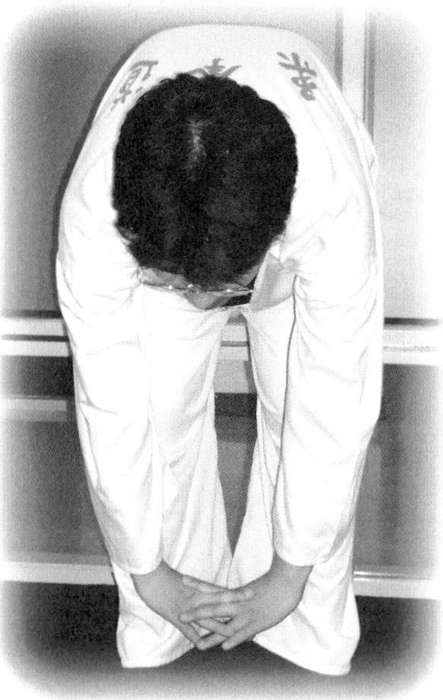

向下彎腰。

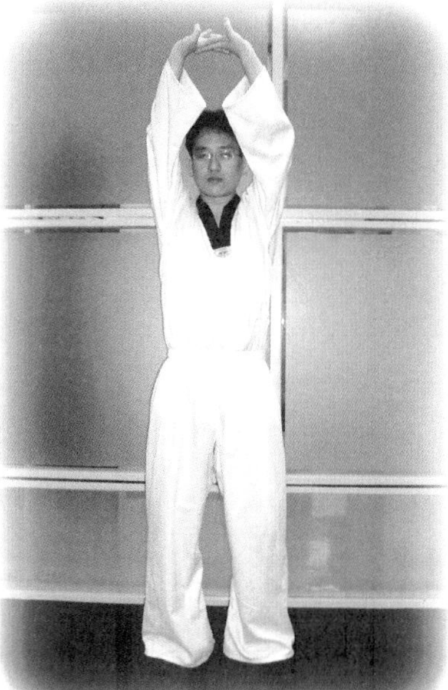

向上伸展。

軟身操(五)肩部運動

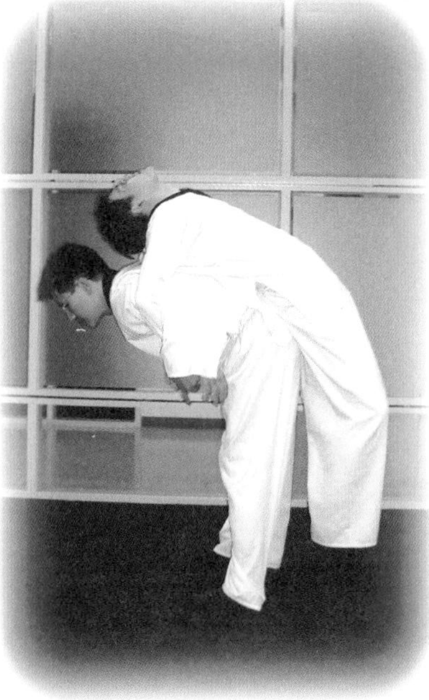

雙人互背。

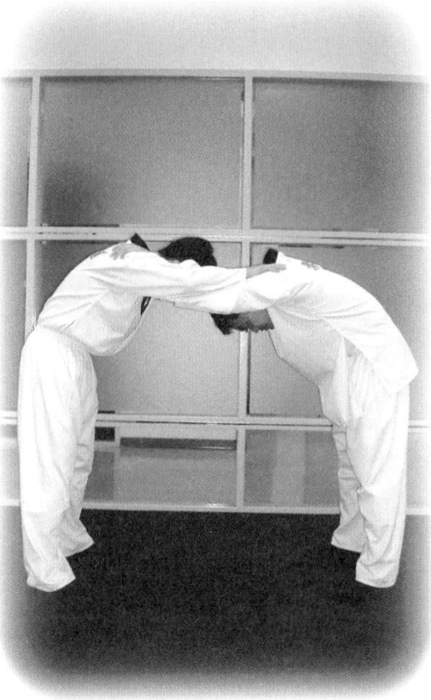

雙人互壓肩膀。

軟身操(六)腰部後仰

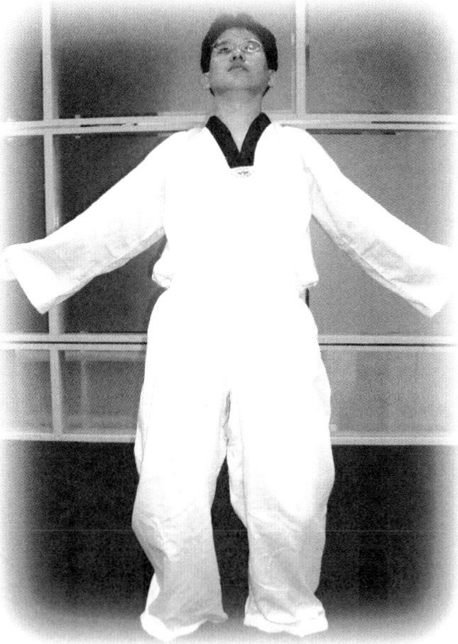

腰部向後仰。

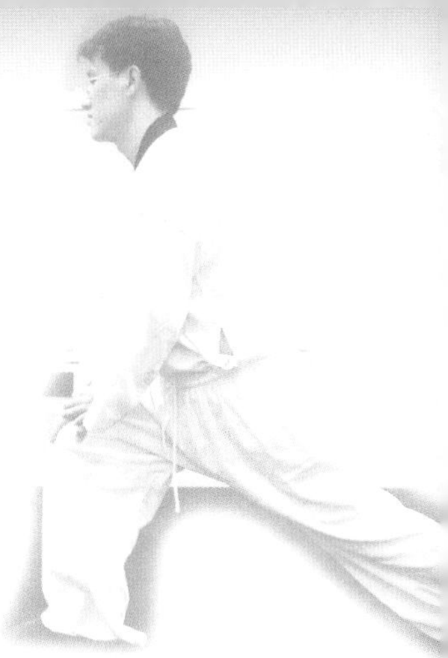

軟身操(七)跳躍運動

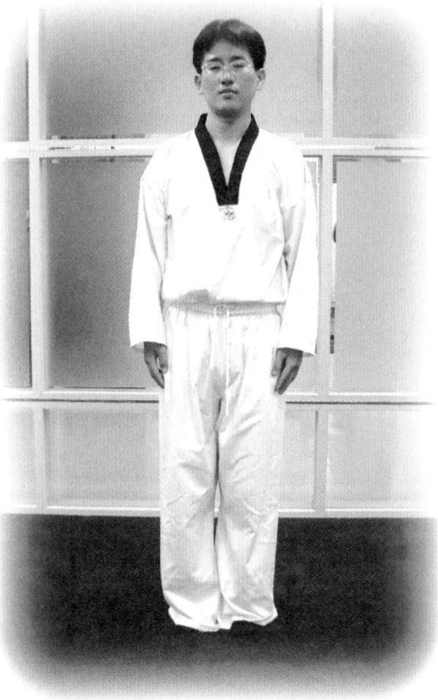

1.準備動作

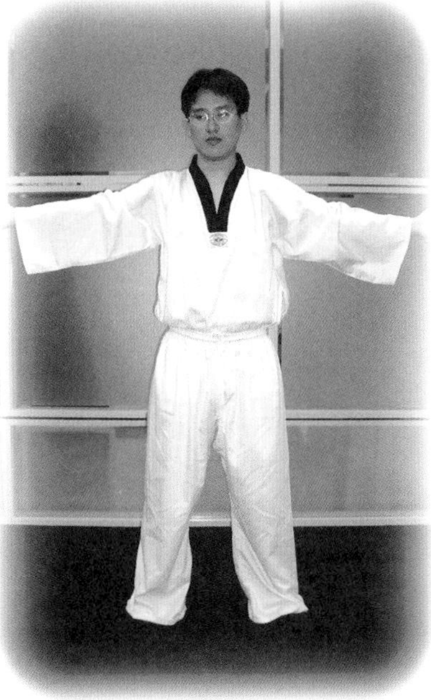

2.雙手雙腳張開

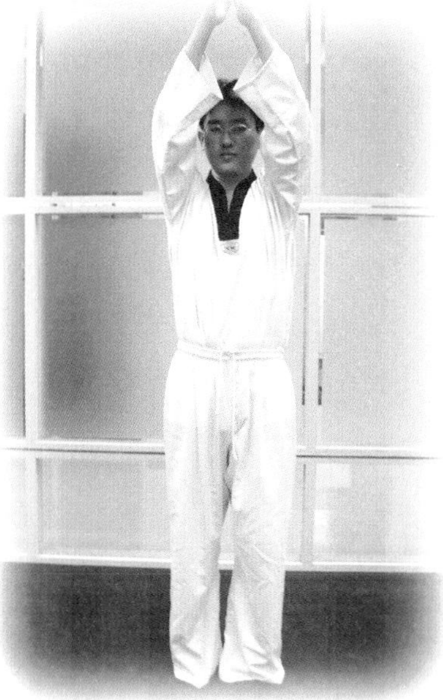

3.跳躍動作

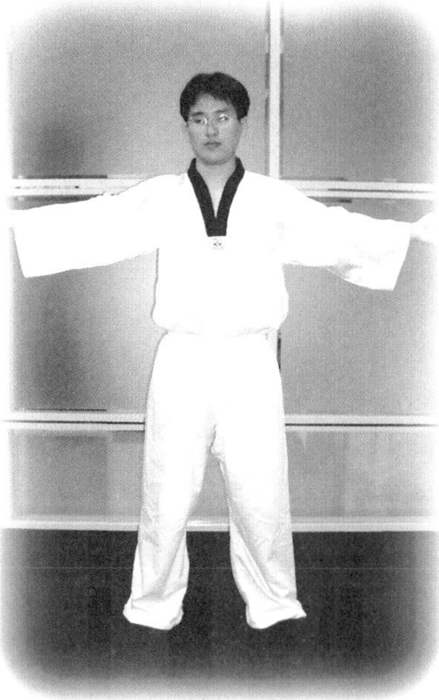

4.雙手雙腳張開

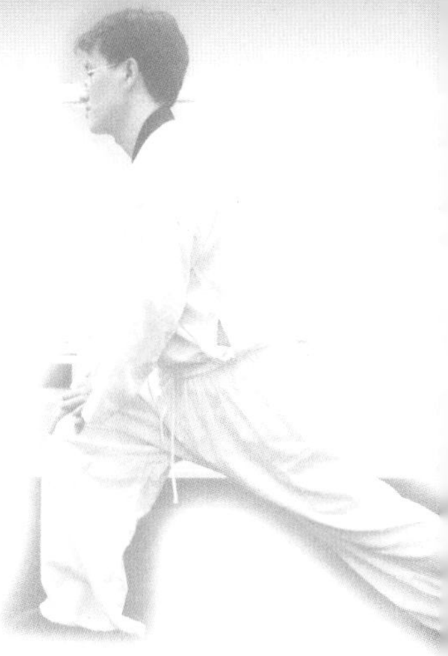

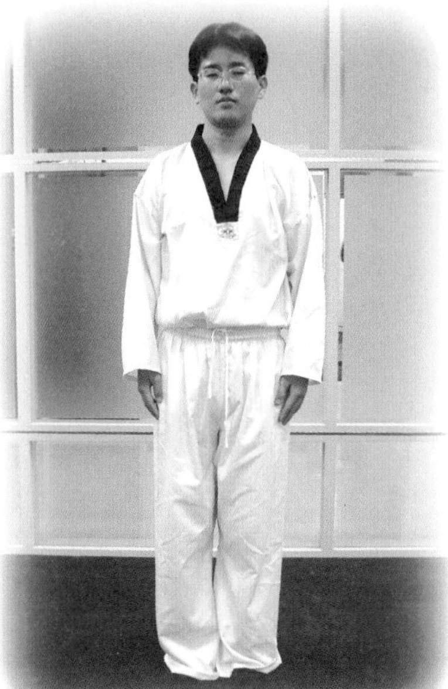

5.恢復原式

練習小筆記

memo

memo

護身導法動作

基本護身動作（左右側護身法）：這個姿勢可以讓身體非常安全被保護，讓身體受到壓力減至最低。應用護身動作如下：

1. 前滾翻：以自然挺的動做爲開始，然後雙腳張很開，約肩膀寬2倍，再下腰頭低，像跌倒狀態倒下，讓身體像一顆球一樣，往前滾翻。（讓身體外側面去接觸地面）

2. 後滾翻：以自然挺的動做爲開始，將右腳（或左腳）向後跨出一大步，然後蹲下至臀部接觸地面，兩手掌拍地面，順勢讓雙腳再往後翻，讓身體像一顆球一樣運轉，注意頭部需要側轉，才不會扭傷頭部。

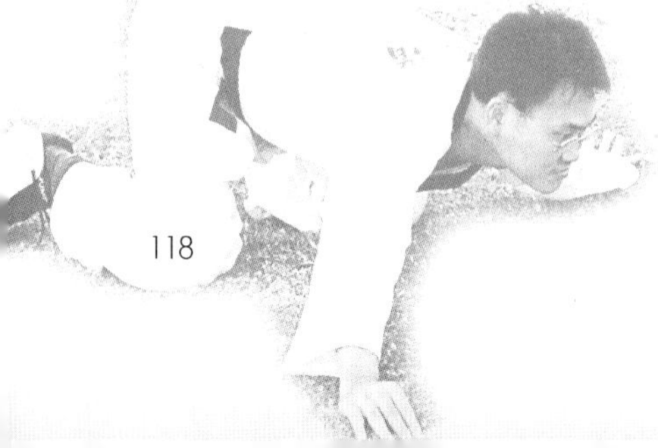

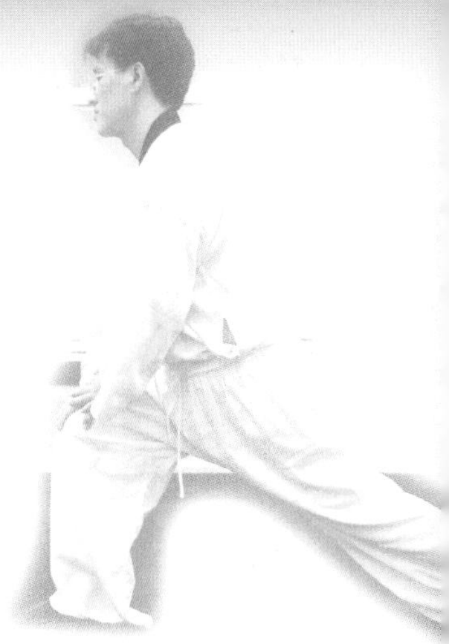

3. 前仆 ： 雙腳呈跪姿動作，將雙手夾緊出力放於胸前，然後身體再向前倒仆至地面，兩手掌拍地面，把重力分散開來，雙手挺立勿讓胸部接觸地面。

不小心跌倒或摔下來時，可以避開危險。作者曾有從三 F 摔下來的經驗，因使用護身導法，結果無生命危險，只有小刮傷而已。

附註：物理學有提到 P（壓力）=F（身體重量）／A（接觸地面的面積），護身導法的動作，使身體接觸地面時，F 為固定值，讓 A 最大，P 就變小。使身體跌落時受的壓力與撞擊力減至最低，讓身體可以接受的力。

右側護身法

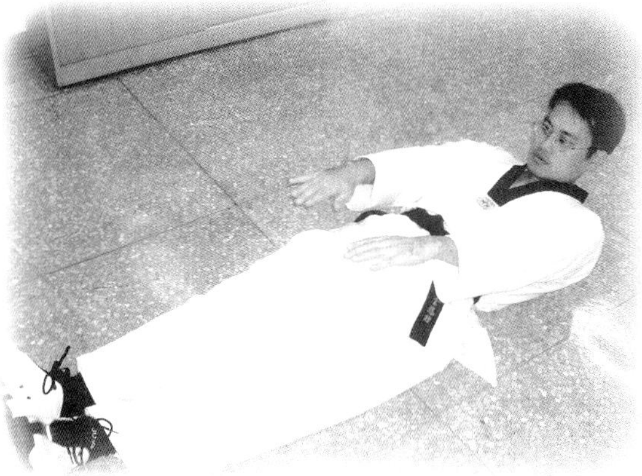

1.準備動作

2. 雙手雙腳抬起約
30度姿勢

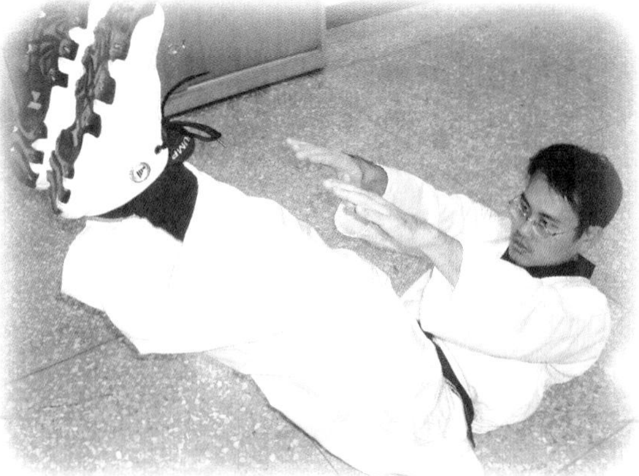

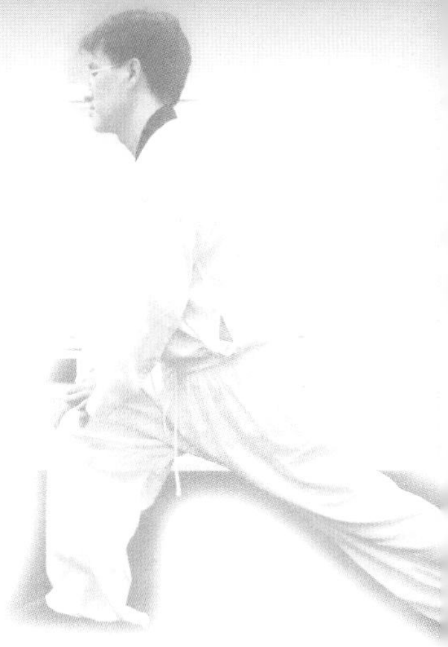

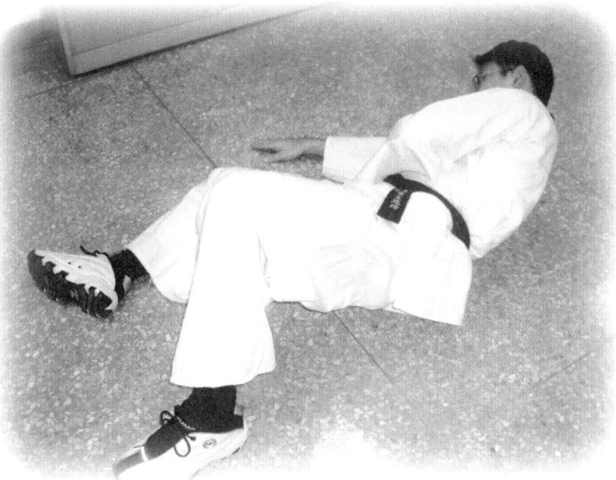

3. 右腳右手接觸地面(一)

4. 右腳右手接觸地面（二），左手保護臉部，呈45度方向

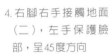

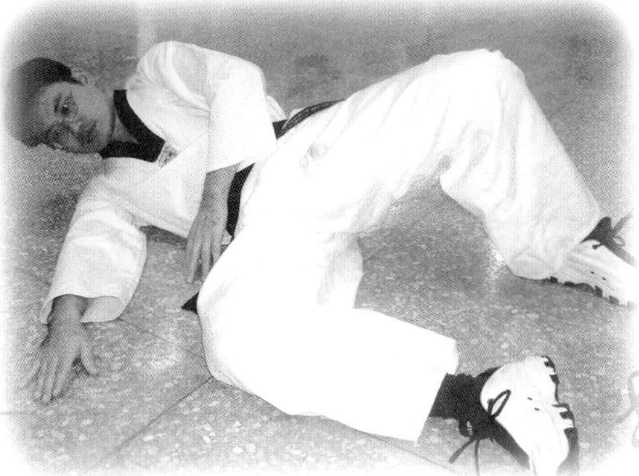

左側護身法

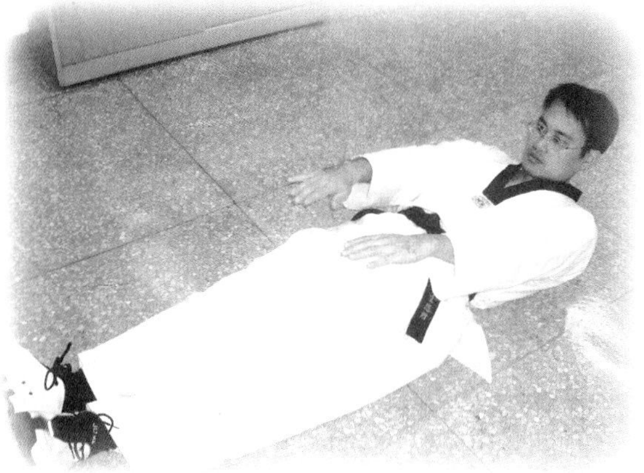

1. 準備動作

2. 雙手雙腳抬起，約30度姿勢

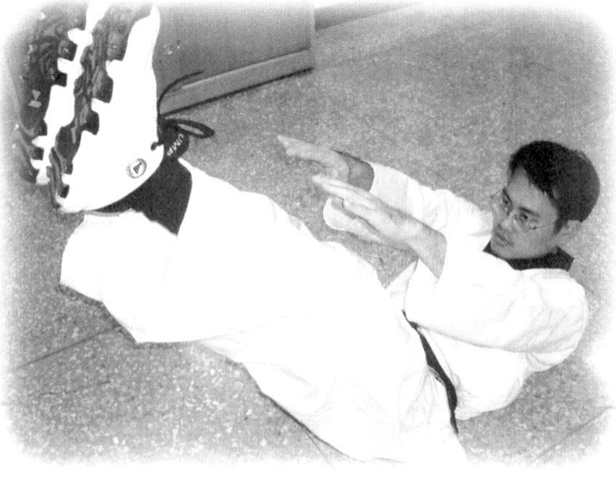

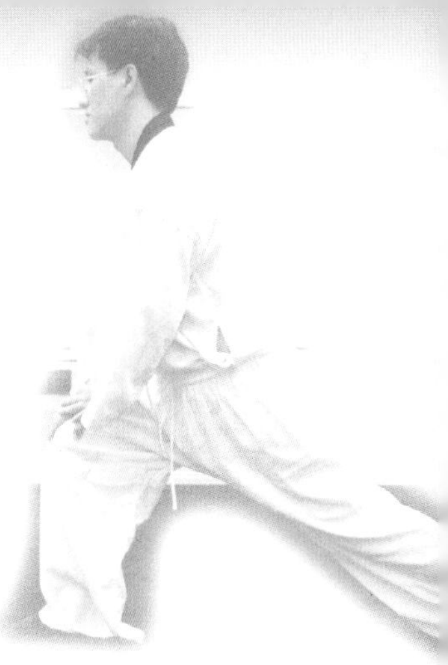

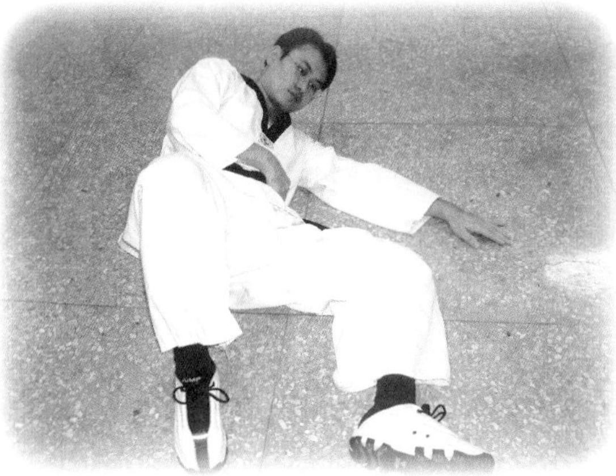

3. 左手左腳接觸地面(一)

4. 左腳左手接觸地面(二)，右手保護臉部，呈45度方向

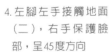

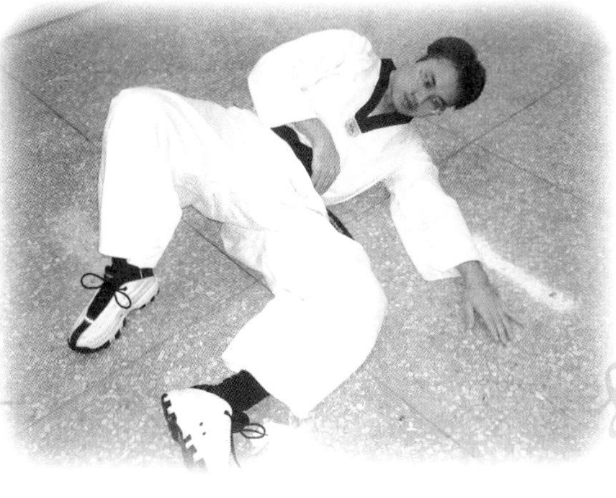

右前滾翻

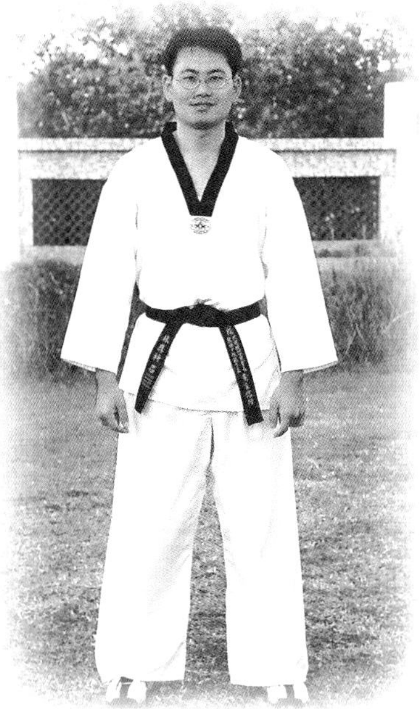

1.自然挺

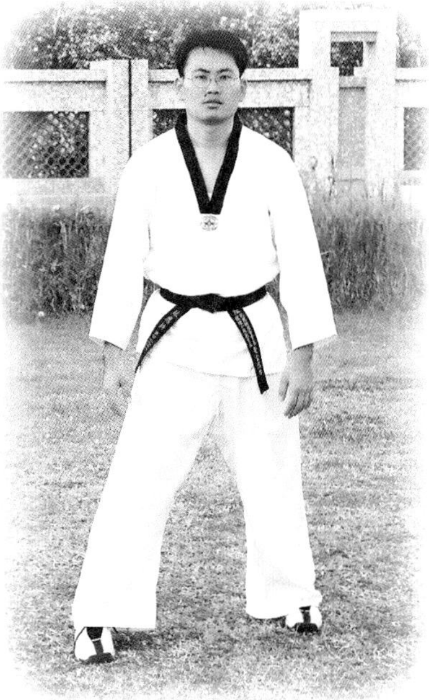

2.右腳向前跨出一小步，約20公分

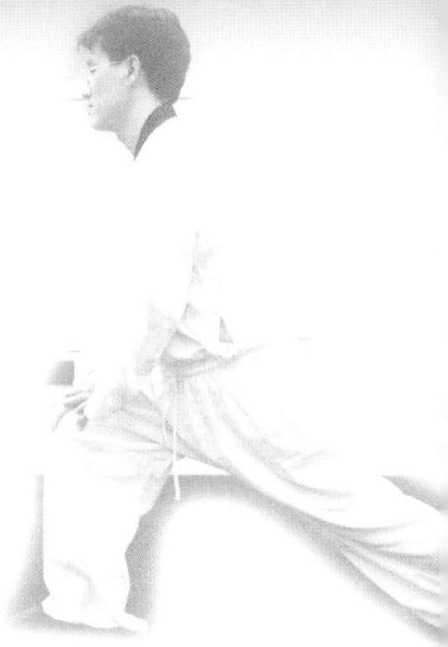

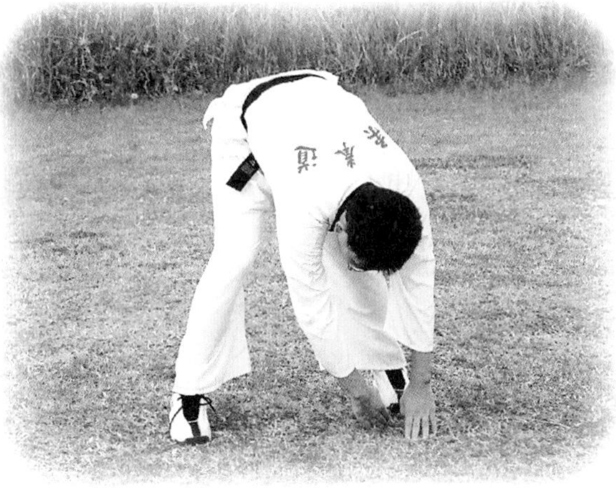

3. 上身彎腰準備，雙手尖接觸左腳前地面

4. 側身著地，準備翻滾（像跌倒動作）

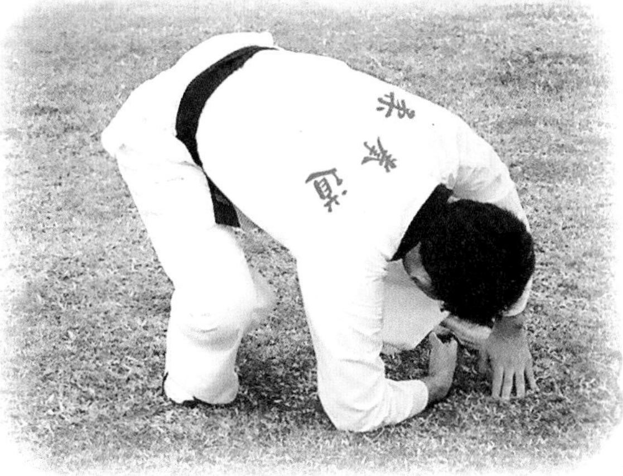

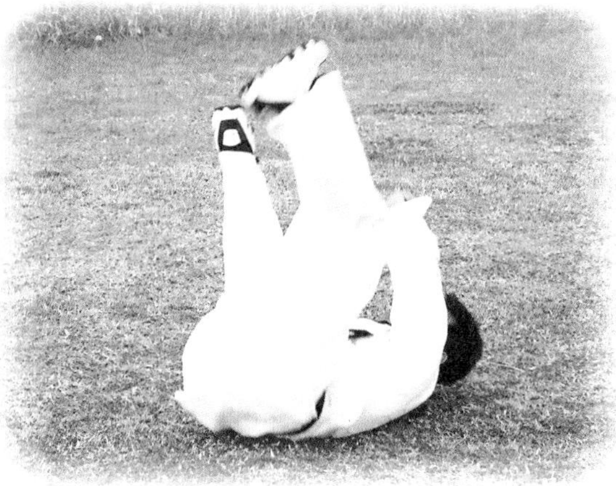

5. 側身翻滾

6. 如左側護身法姿勢

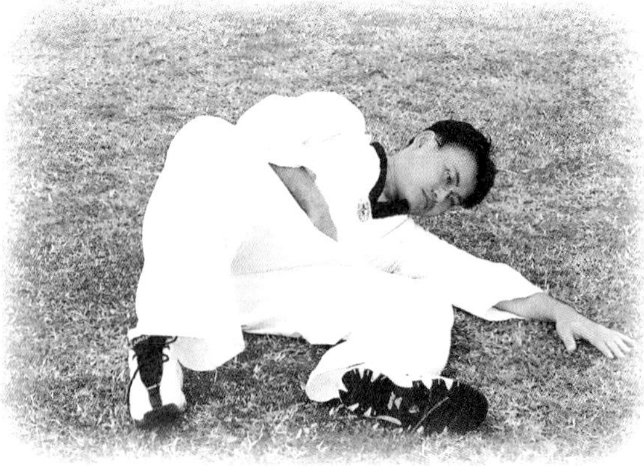

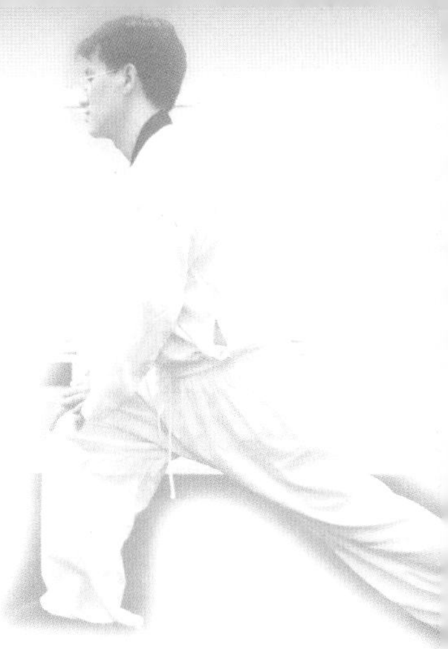

左前滾翻

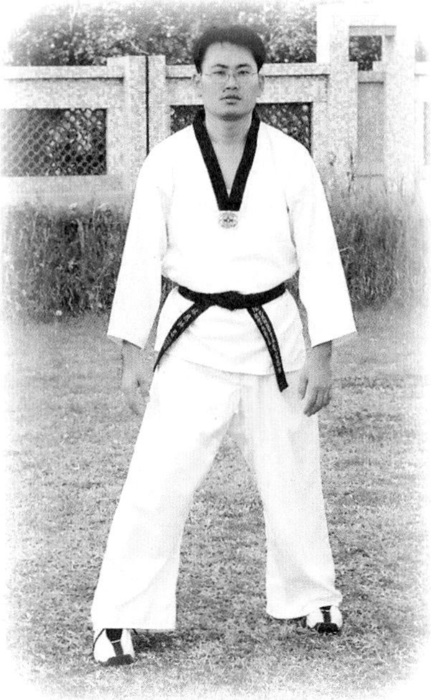

1. 右腳向前跨出一小步，約20公分

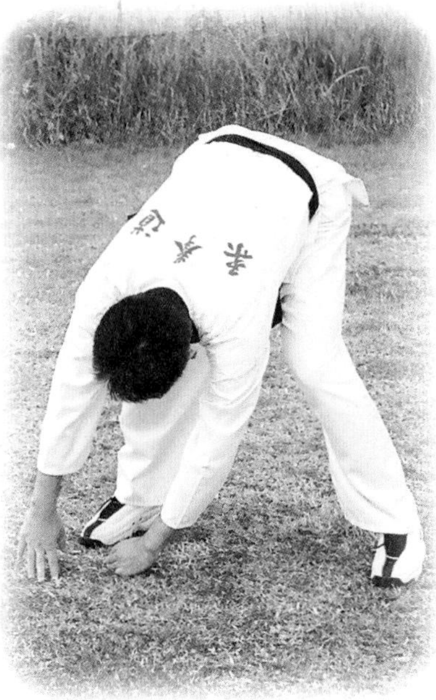

2. 上身彎腰準備，雙手尖接觸右腳前地面

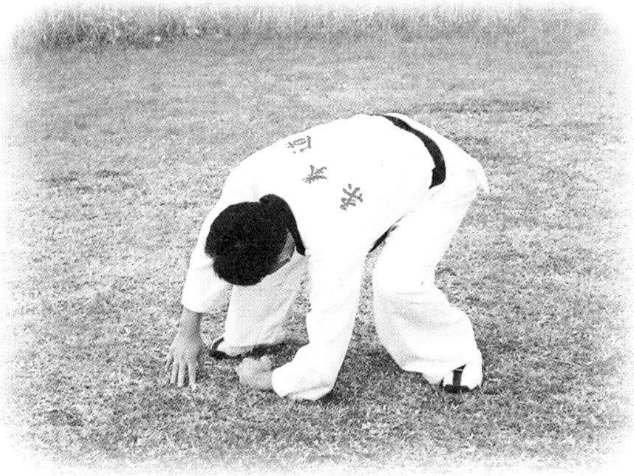

3.側身著地，準備翻滾（像跌倒動作）

4.側身翻滾

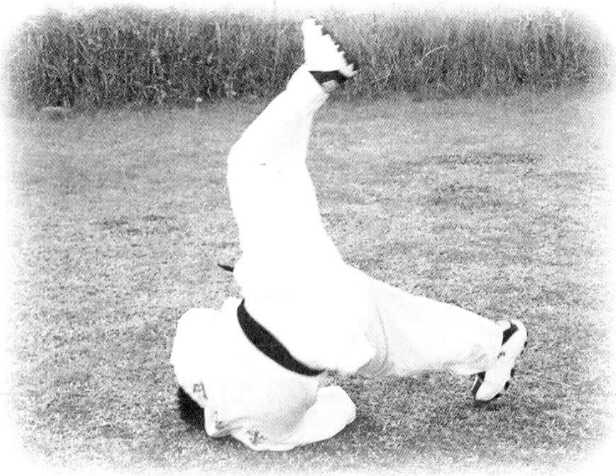

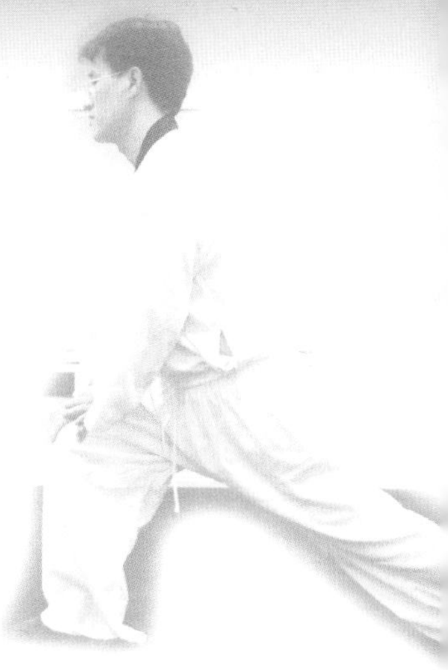

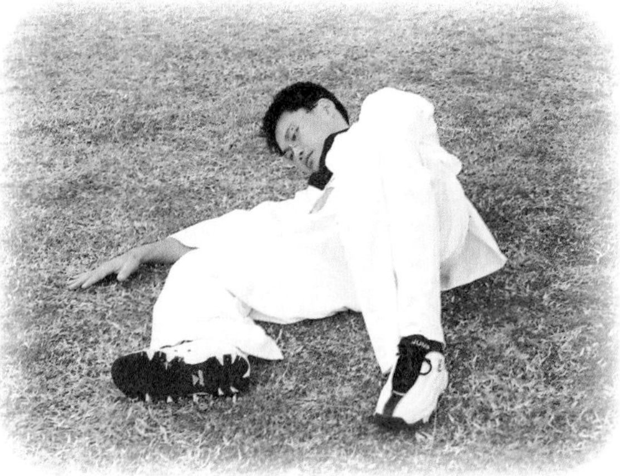

5. 如右側護身法姿勢

6. 身體站立，動作再恢復自然挺

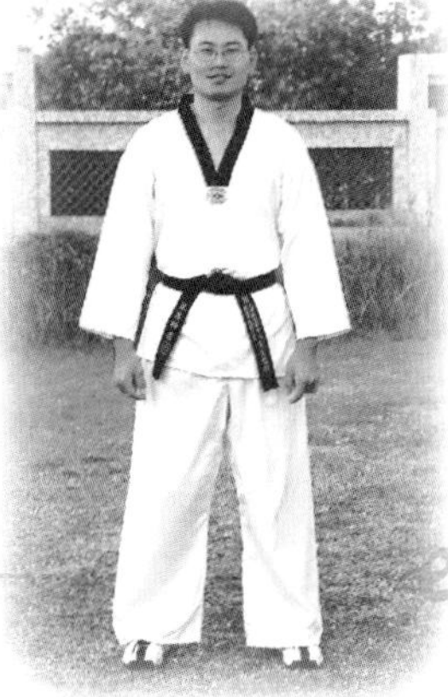

後滾翻

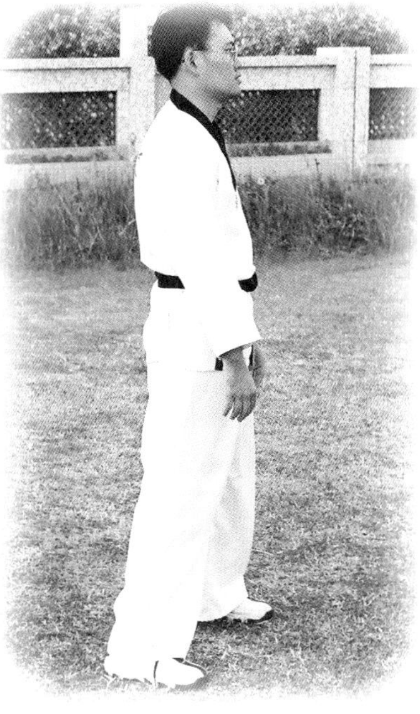

1. 自然挺

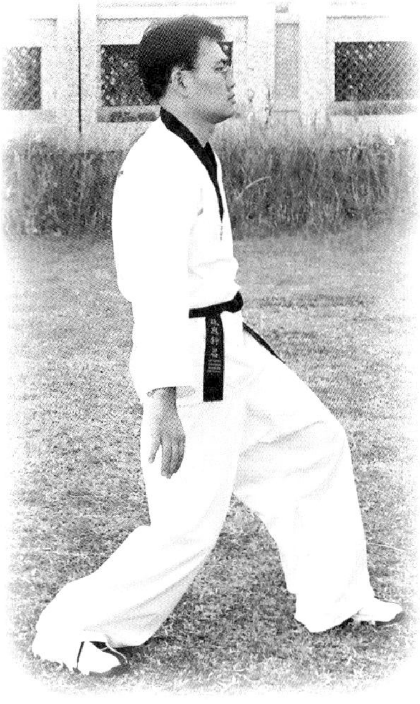

2. 右腳向後跨一大步

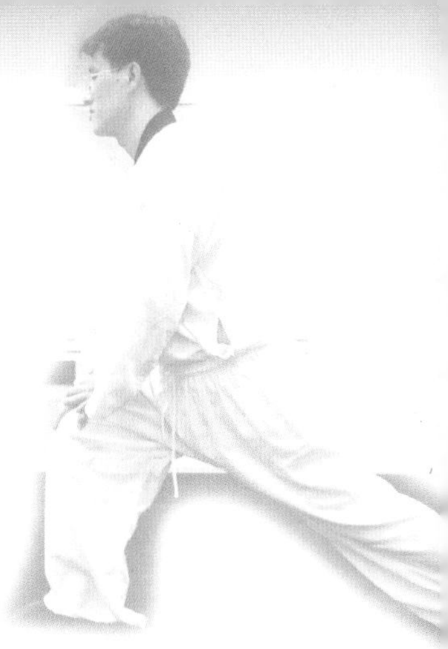

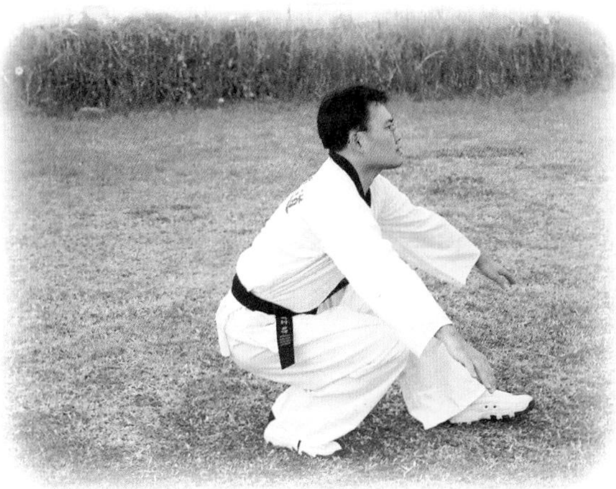

3. 臀部向下壓

4. 臀部接觸地面

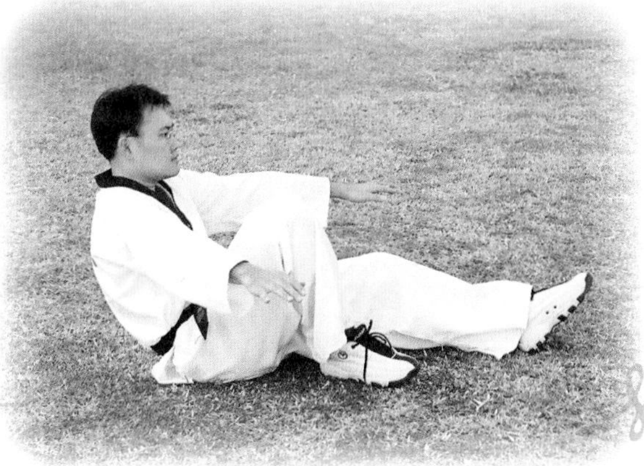

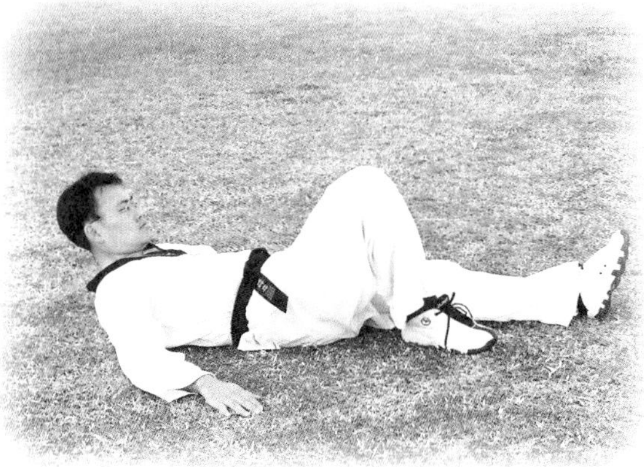

5. 上半身接觸地面

6. 雙腳跨過臀部

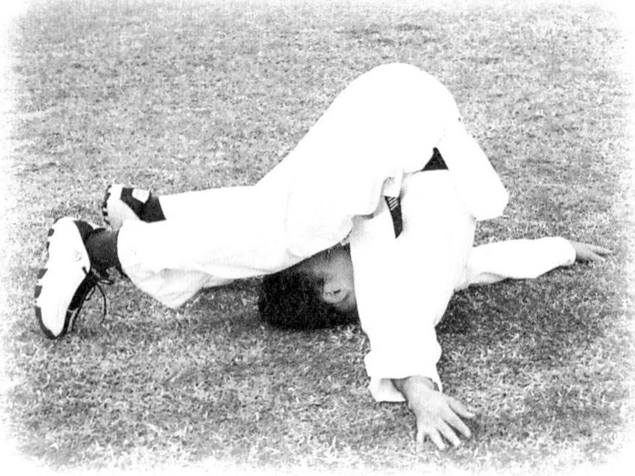

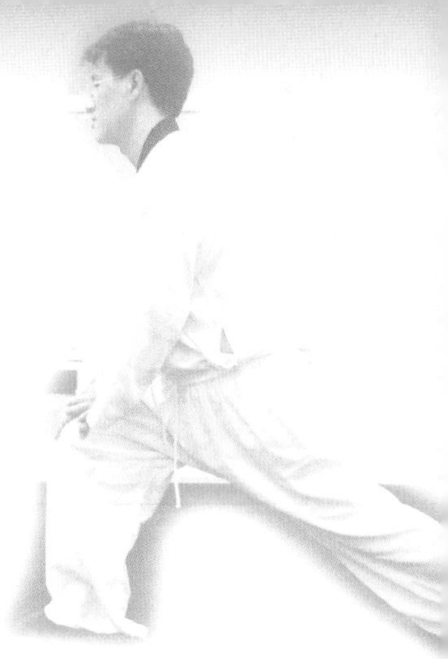

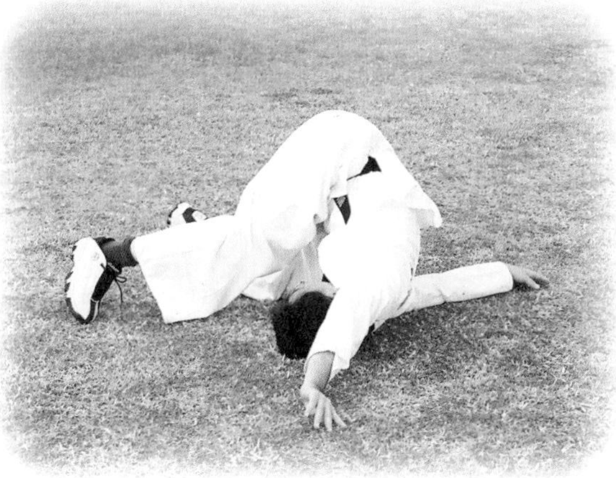

7. 頭部側轉翻過（注意頭部動作需翻轉）

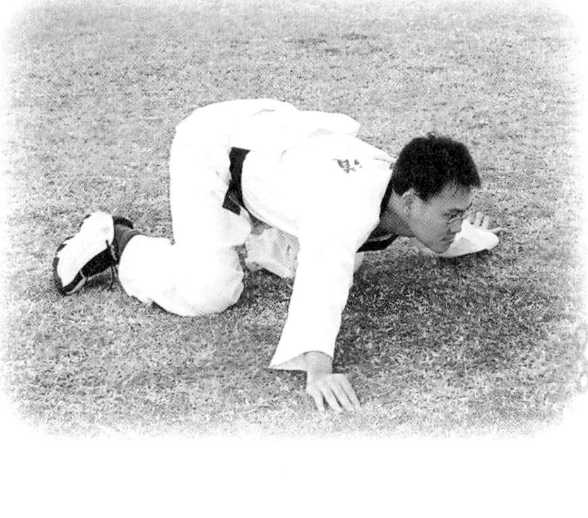

8. 上半身離開地面

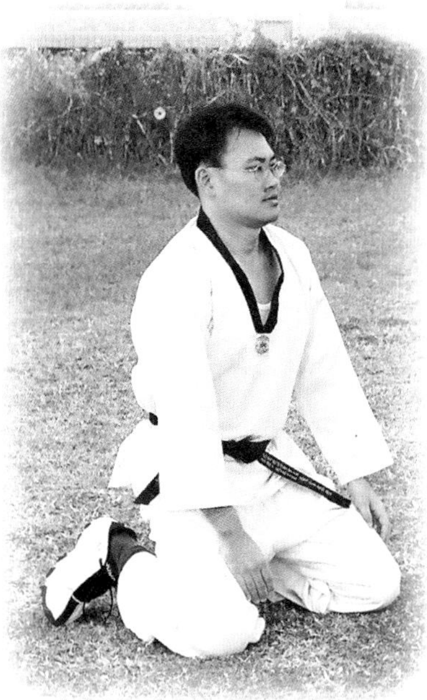

9. 上半身挺直

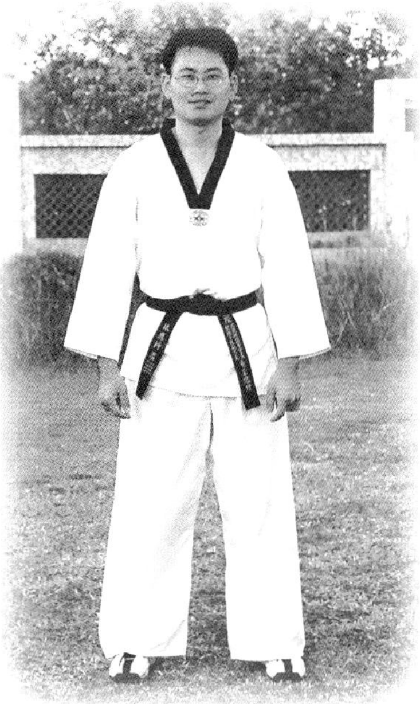

10. 恢復自然挺

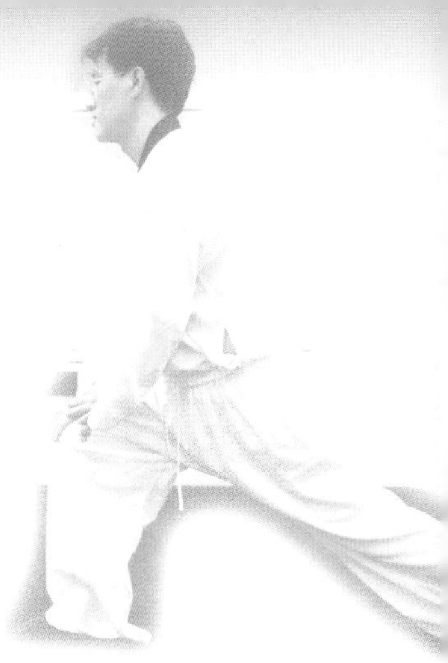

前仆

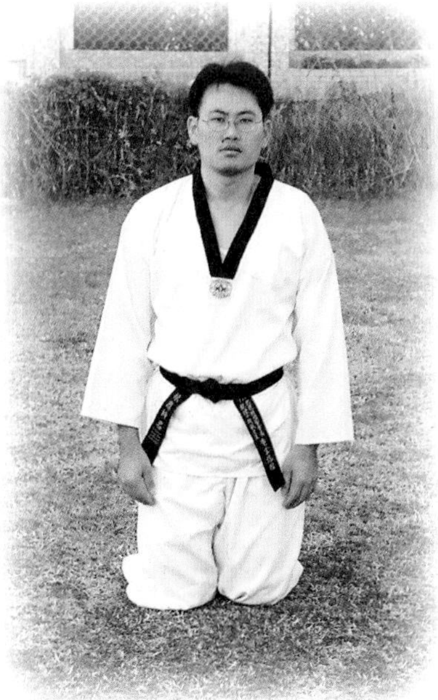

1. 高跪姿勢

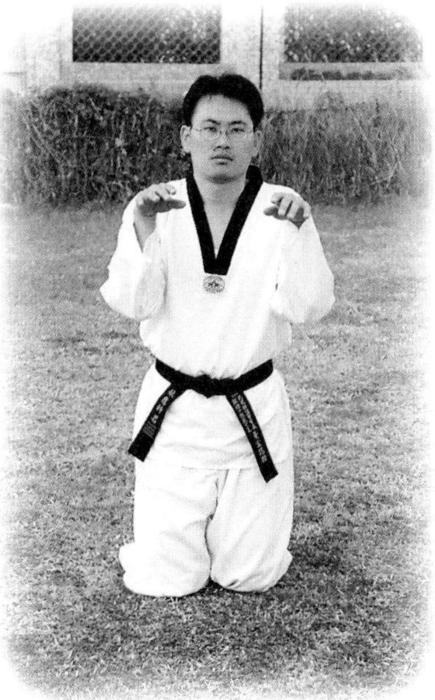

2. 雙手挾緊

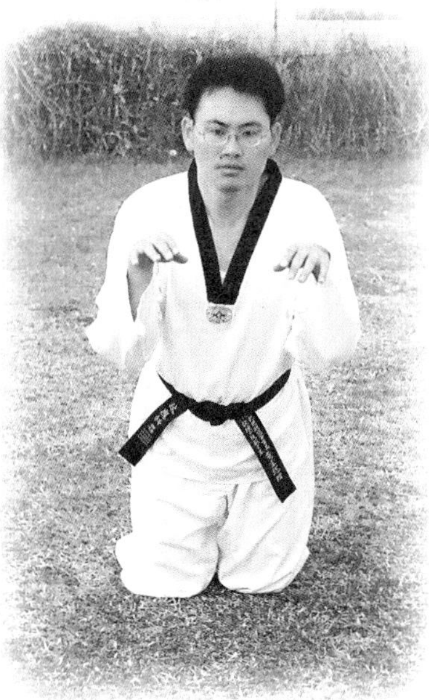

3. 上半身像地面傾倒

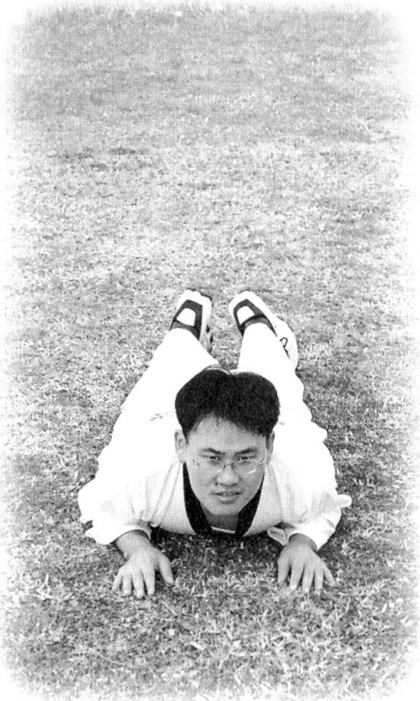

4. 上半身接觸地面，頭抬起

練習小筆記

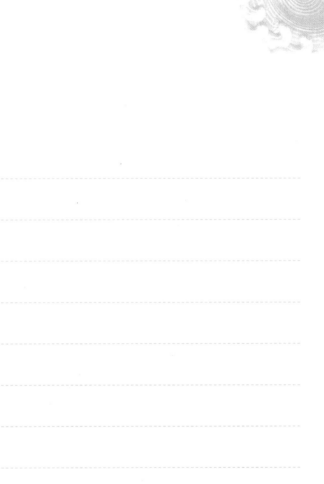

memo

練習小筆記

memo

鶴拳功法

鶴拳的功法簡單，爲易懂與易練習的養生動作，主要基本動作有水、火、印功等，功法介紹如下:

一、有防守與攻擊的動作，以及互相搭配的功法，它的功能爲促進血液循環、身體柔軟性、骨骼強健、功力養成，潛能的開發等。練功時需注意上半身與下半身的互相配合，使動作協調一致性，讓身心與靈功力滋長的功法。

二、基本動作的練習速度需緩和、適中來進行，也特別注意胸部、背部與臀部的動作，爲含胸、拔背與虛坐姿勢組合而成。

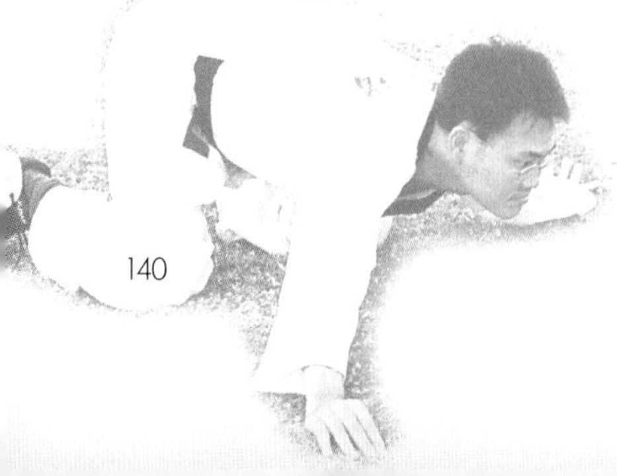

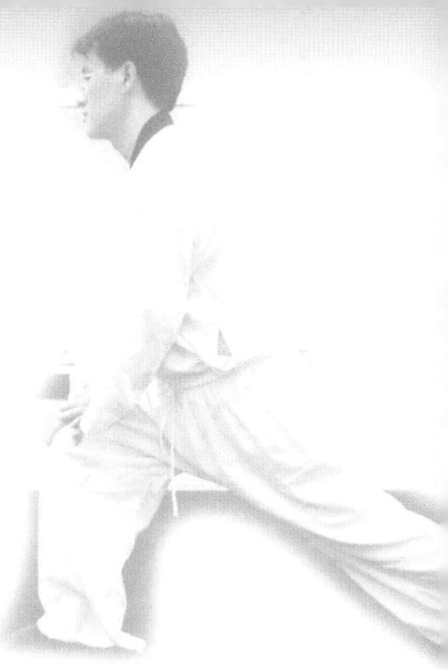

基本動作

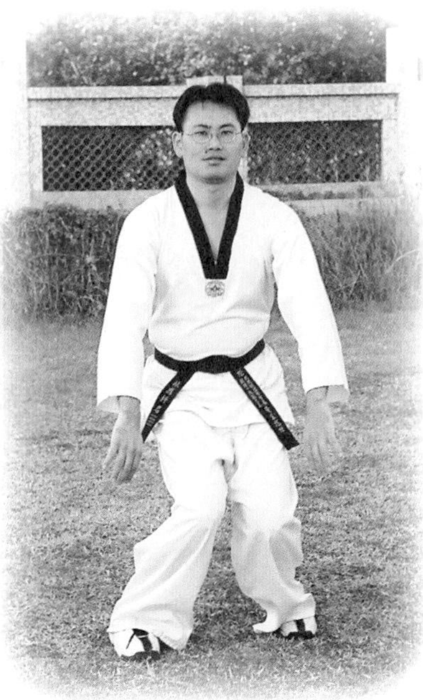

動作一： 腳蹲下臀部與坐正。

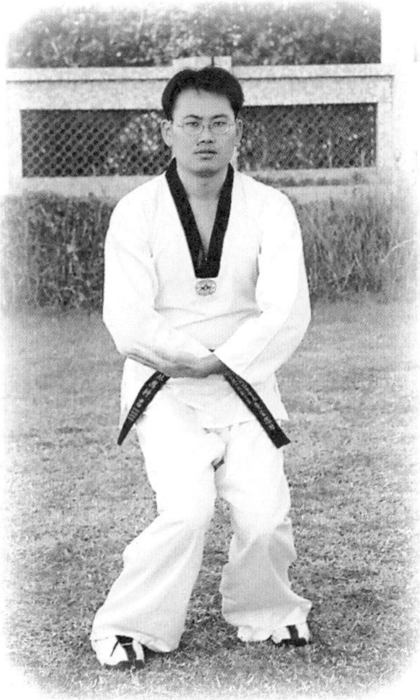

動作二 ； 雙手抱住手腕（見圖的動作）

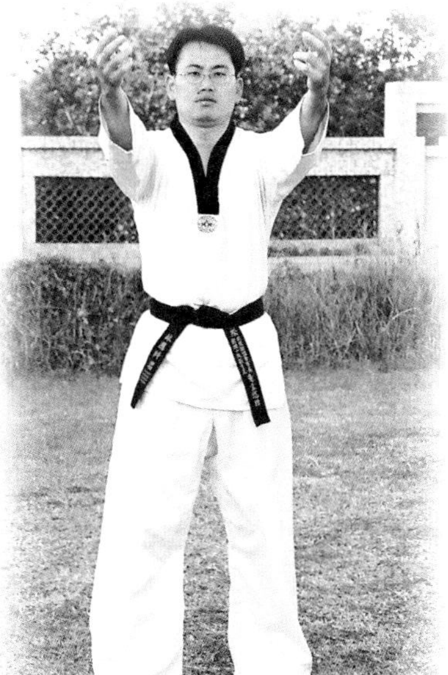

動作三：雙腳拔起身體與雙手甩出

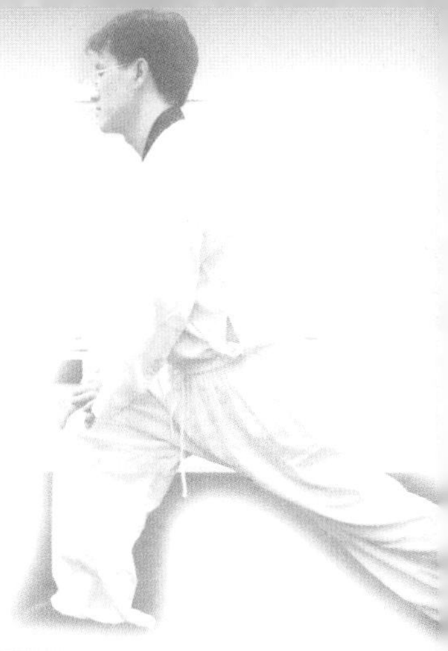

縱鶴拳的十個必知優點

1. 易懂易學
2. 快速健身
3. 練功後
   不會累精神佳
4. 全身運動
5. 骨骼強健
6. 性福指數增加
7. 無場地限制
8. 防身
9. 體能潛能開發
10. 與其他運動搭配相輔
    相成

功法基本動作(一)

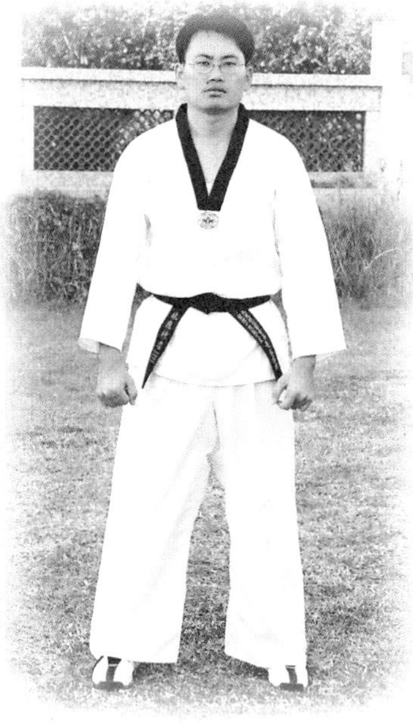

1. 自然挺

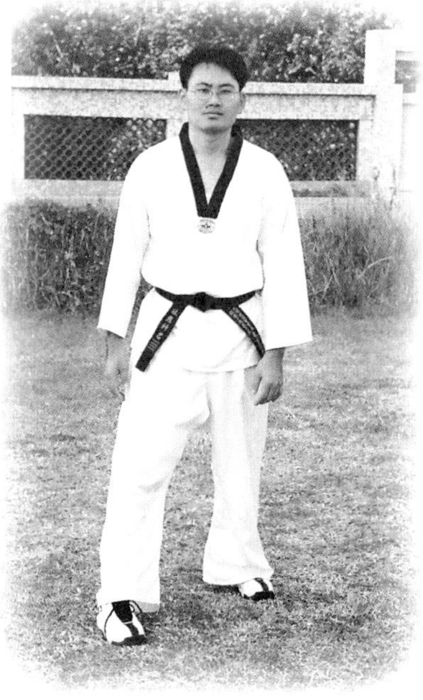

2. 鶴步

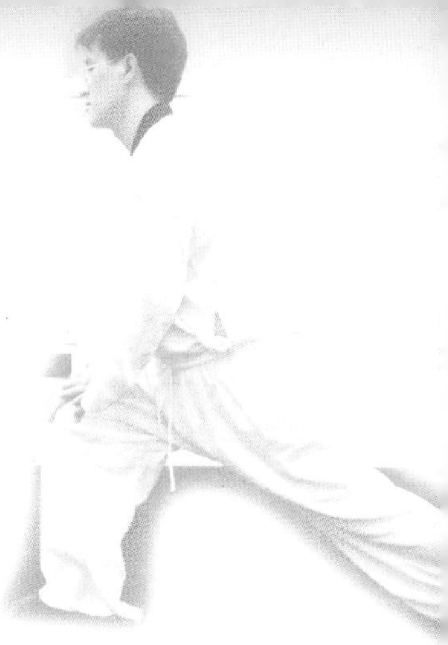

功法基本動作(二)

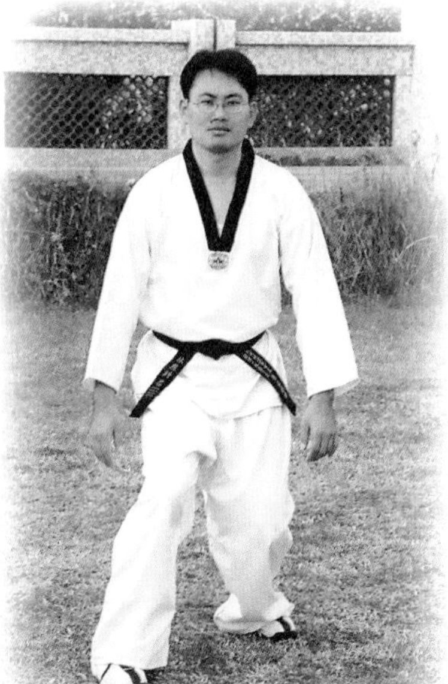

3. 雙手放於大腿兩側

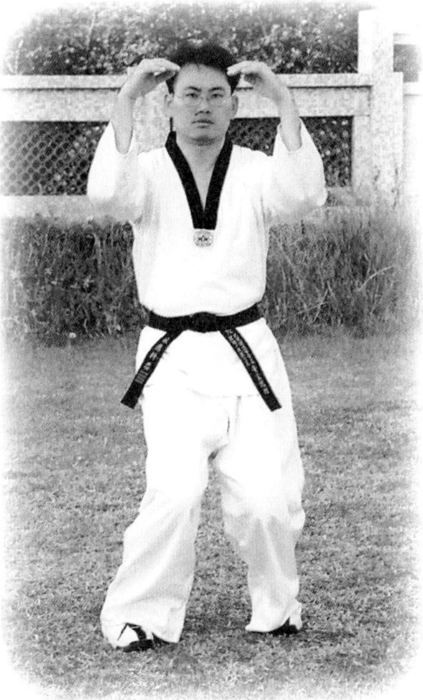

4. 起鶴塔

功法基本動作(三)含胸拔背

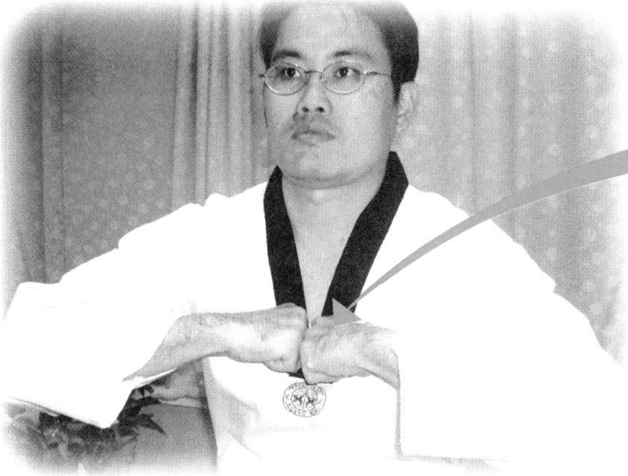

含胸。

拔背。

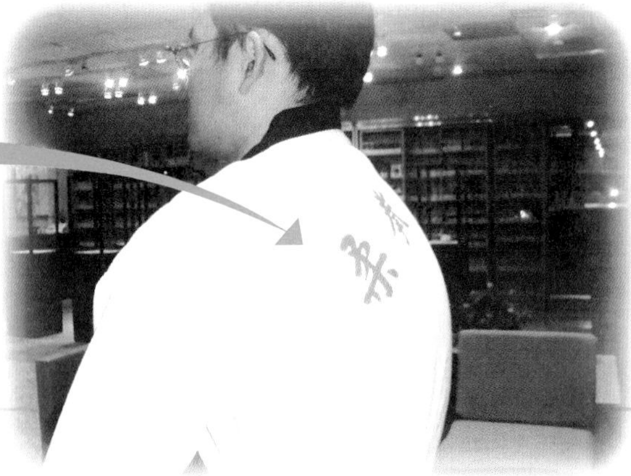

功法準備動作(四)臀部坐正

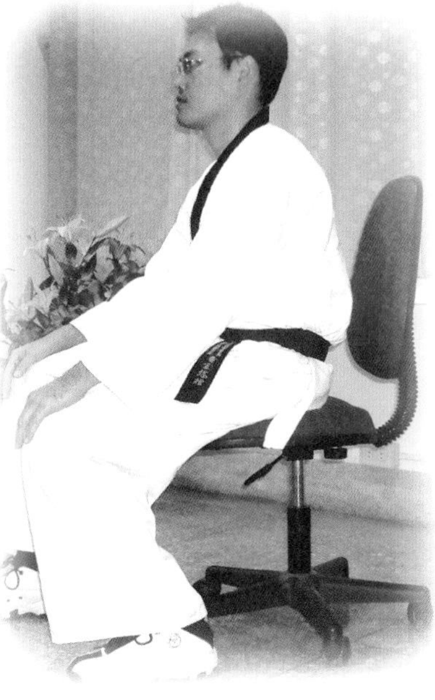

1. 坐正（實坐）

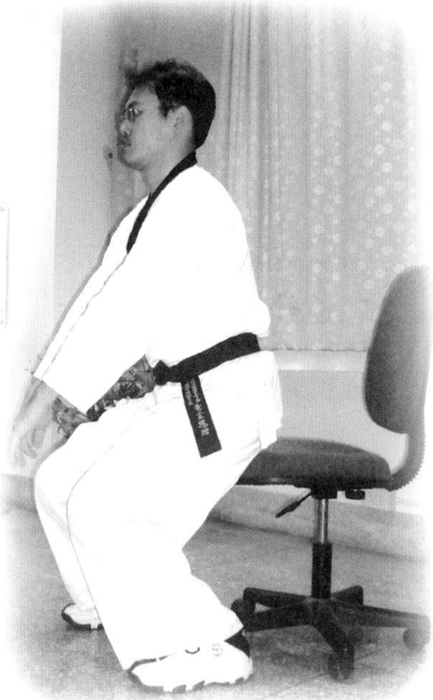

2. 坐正（虛坐，練功時姿勢）

練習小筆記

memo

練習小筆記

memo

火手功

一、基本功之一爲火手功，它以攻擊動作爲主，如火般那樣能量產生，它的功能爲促進血液循環、身體柔軟性、骨骼強健、功力養成、潛能的開發等。練功時需注意上半身與下半身的互相配合，使動作協調一致性，讓身心與靈功力滋長的功法。

二、動作程序大致如下:

自然挺→鶴步→起鶴塔→雙手拍大腿一次→右腳向前走一步，然後左腳再跟上一步→雙手彈起後手放於胳肢窩前→出火掌(雙手像掌那樣順勢地推到額頭的前面，手部的動作需要推到底，也就是說把手放於最長的距離)。

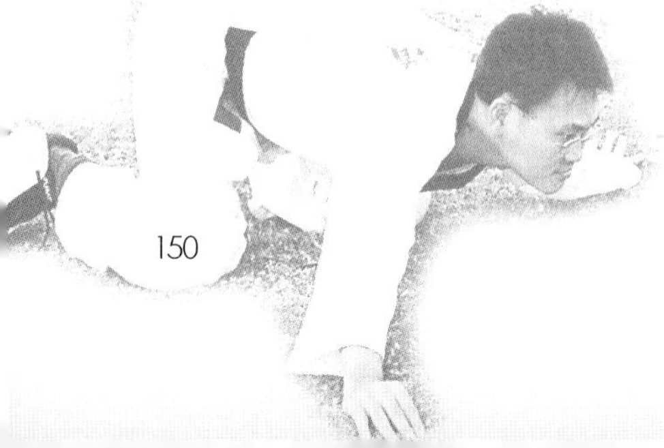

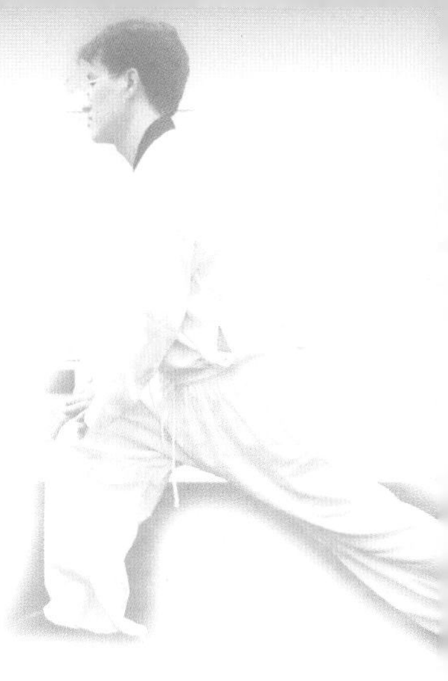

火手功原地式

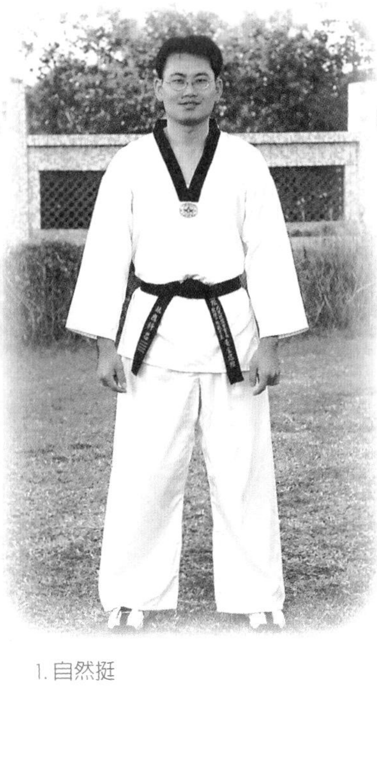

1. 自然挺

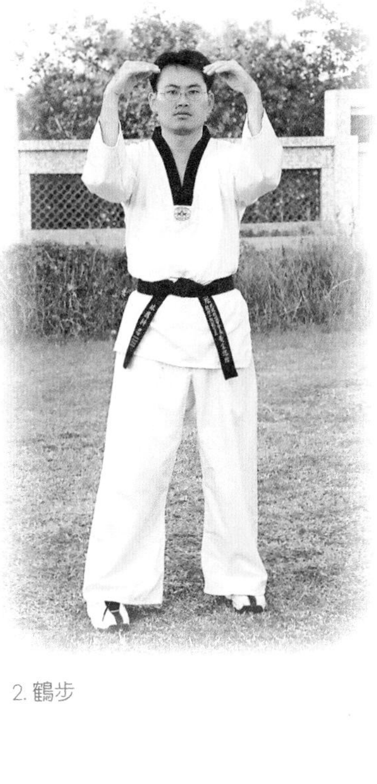

2. 鶴步

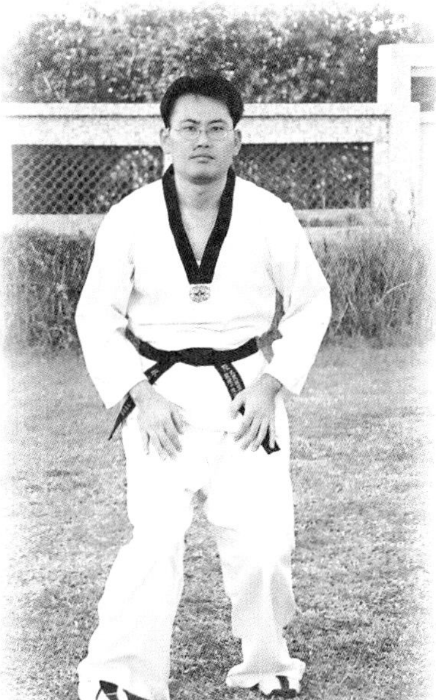

3. 起鶴塔

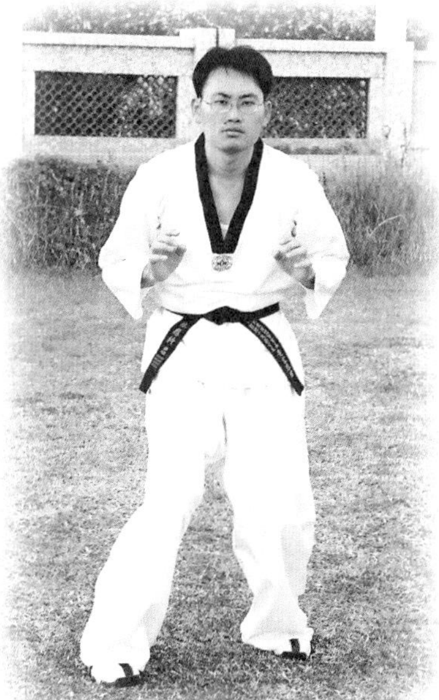

4. 雙手拍大腿一次，雙手彈起後手放於胳肢窩前

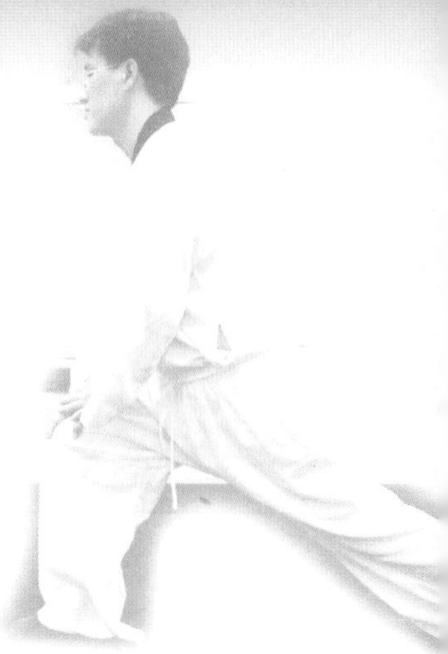

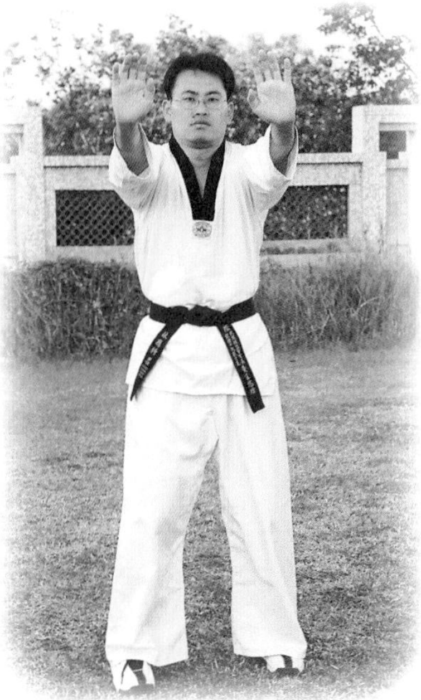

5. 出火掌，雙手像掌那樣順勢地推到額頭的前面，手部的動作需要推到底，也就是說把手放於最長的距離

火手功移動式

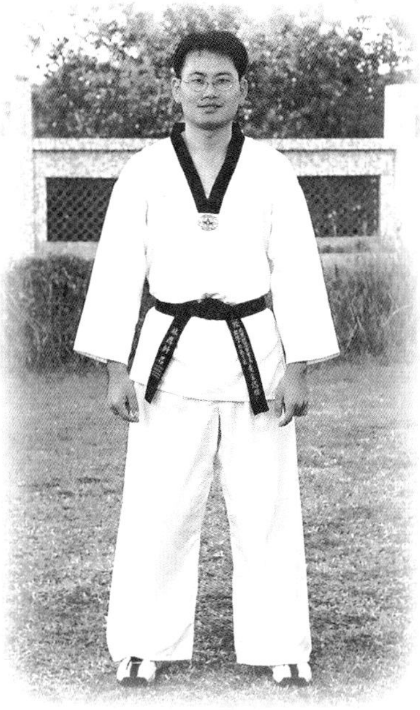

1. 自然挺

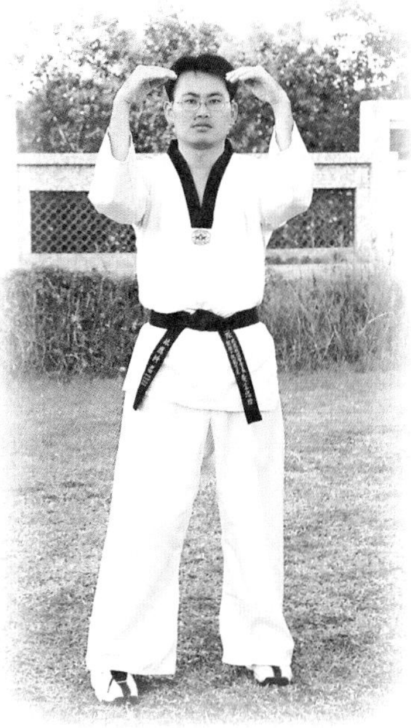

2. 鶴步加起鶴塔

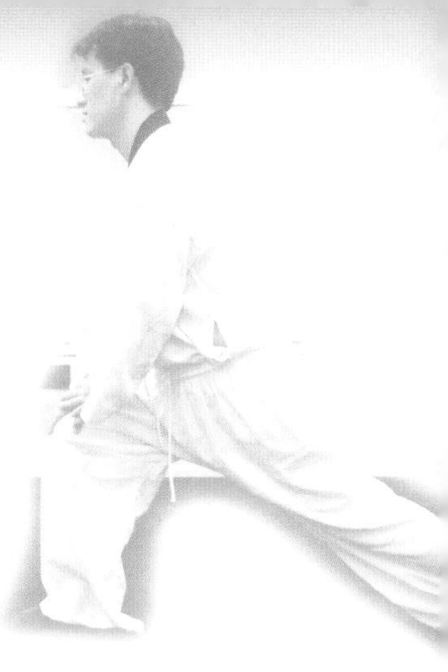

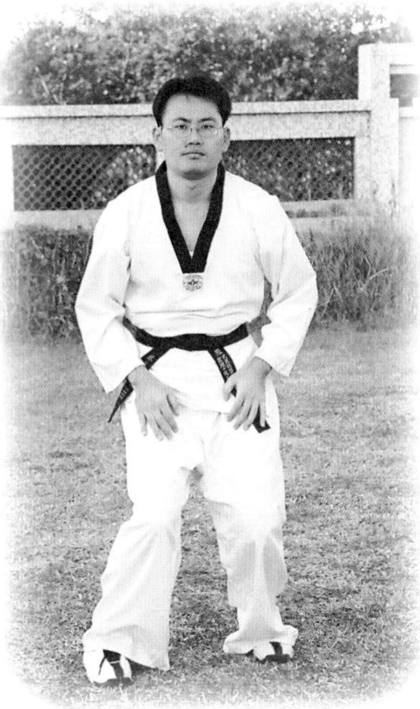

3. 雙手拍大腿一次，雙手彈起後手放於胳肢窩前

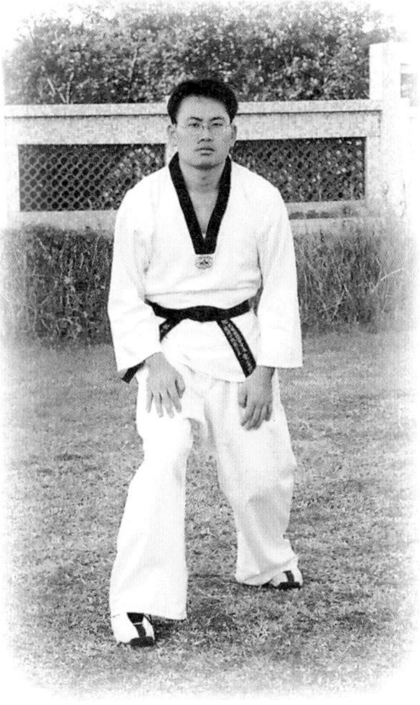

4. 移動右腳向前跨一步，約30公分

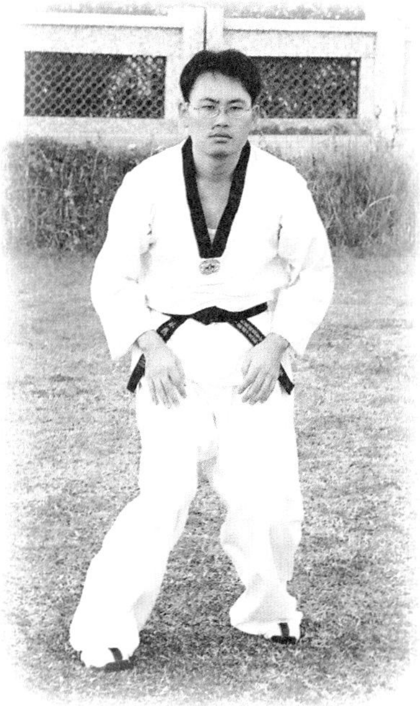

5. 移動左腳向前跨一步，約30公分

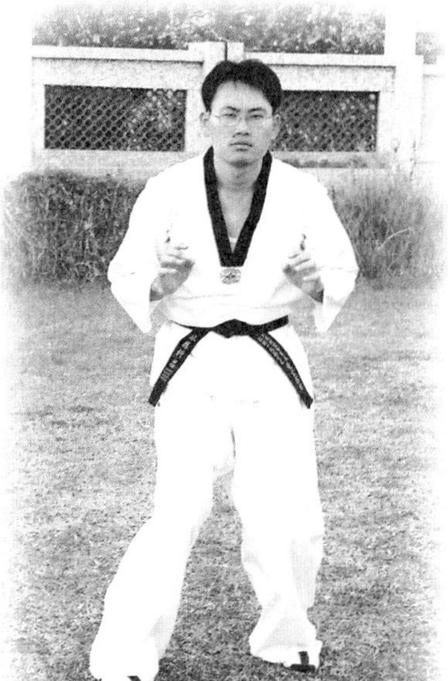

6. 將雙手放於胳肢窩前

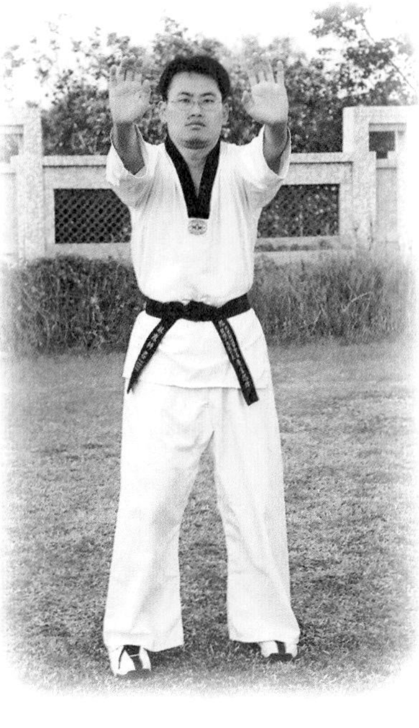

7. 出火掌，雙手像掌那樣順勢地推到額頭的前面，手部的動作需要推到底，也就是說把手放於最長的距離

練習小筆記

memo

水手功

基本功之一爲水手功，它爲功法基本動作之一，練時如飛鴻展翅的動作。

一、練習動作有四個主要組合的基本動作：雙腳蹲下與臀部坐正、雙手抱住上手臂、雙腳拔起身體、雙手甩出。此四個基本的動作組合而成的功法（簡稱一蹲二抱三拔四甩），練習速度宜緩和、適中來進行。

二、動作程序大致如下：

起鶴塔→雙手下垂放於大腿上方兩側→雙手掌於上半身前畫一個長橢圓形→雙手掌抱雙手上臂放於腹部前側→出水掌（將雙手順勢地甩至到額頭的前面，手部的動作以肩膀的角度看去約成30度，也就是說把手放於最長的距離）。

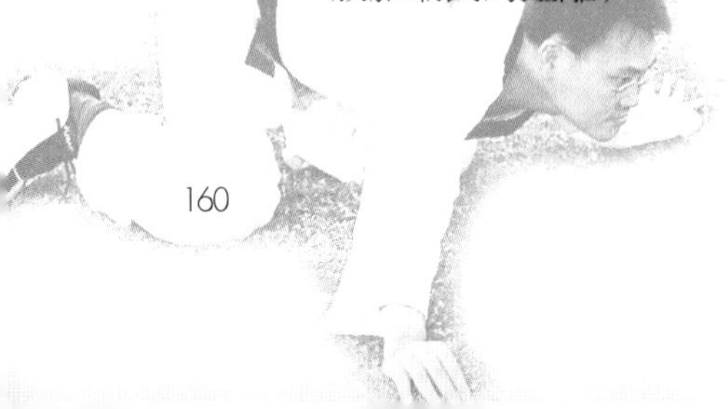

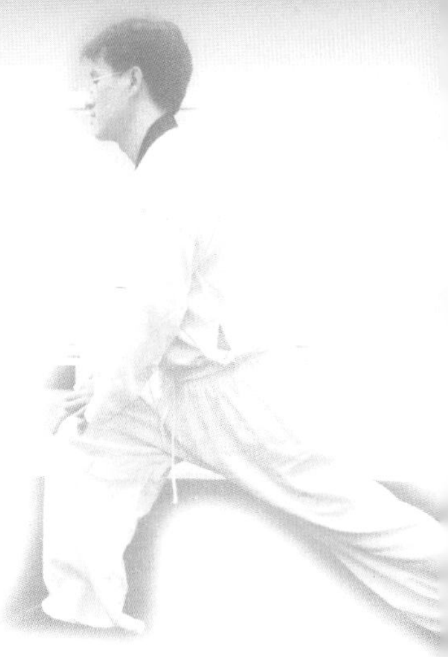

水手功原地式

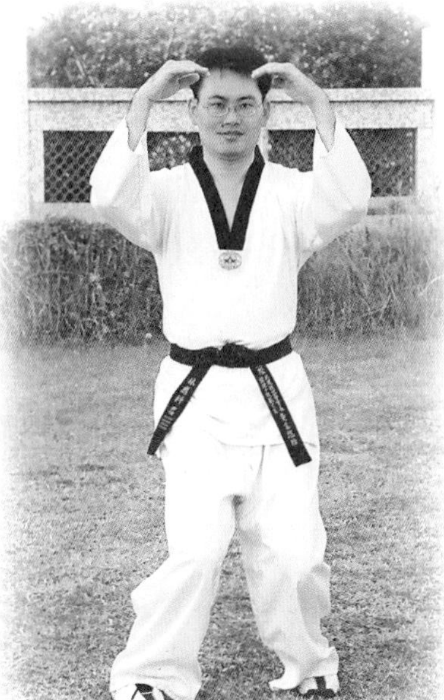

1. 起鶴塔

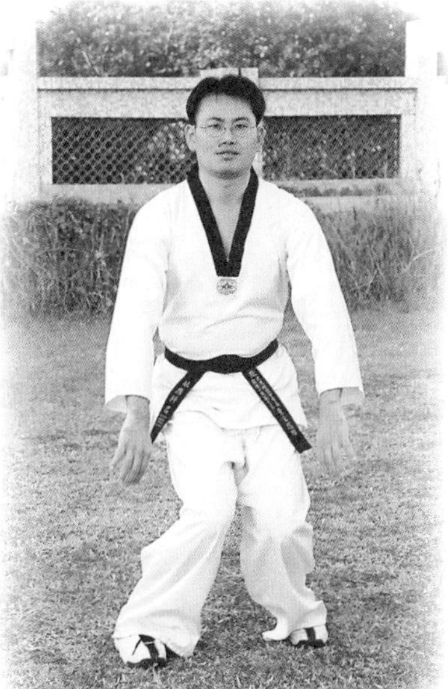

2. 雙手下垂放於大腿上方兩側

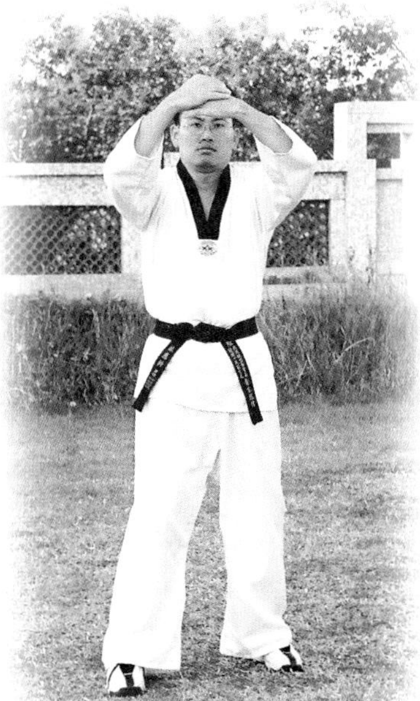

3. 雙手掌於胸前畫圓(一)

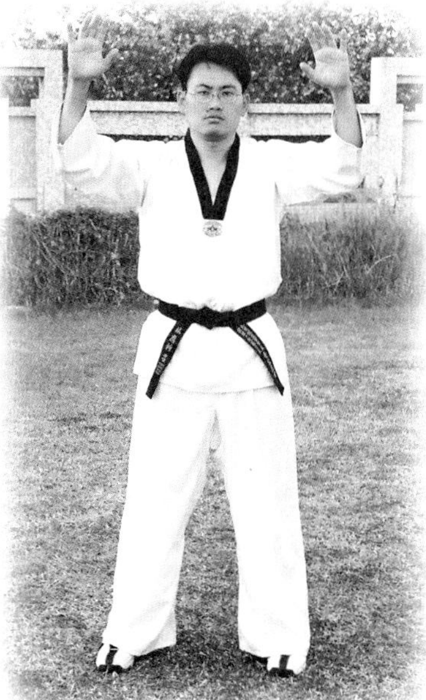

4. 雙手掌於胸前畫圓(二)

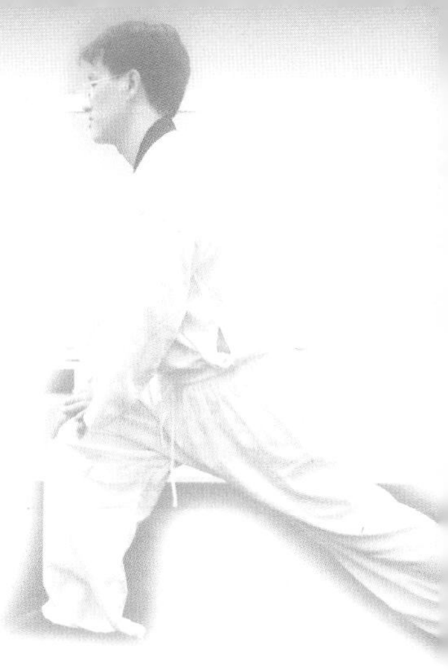

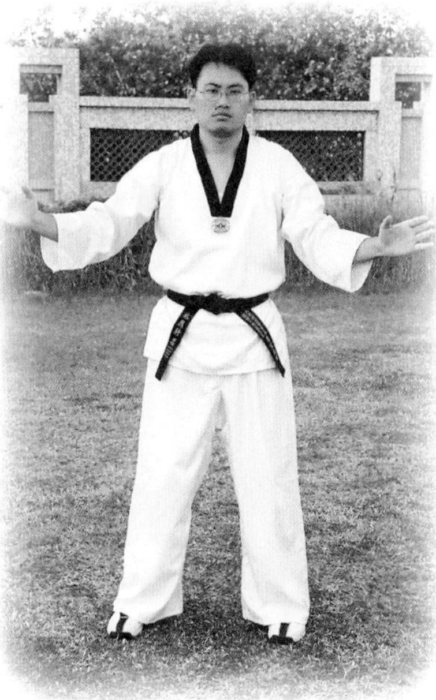

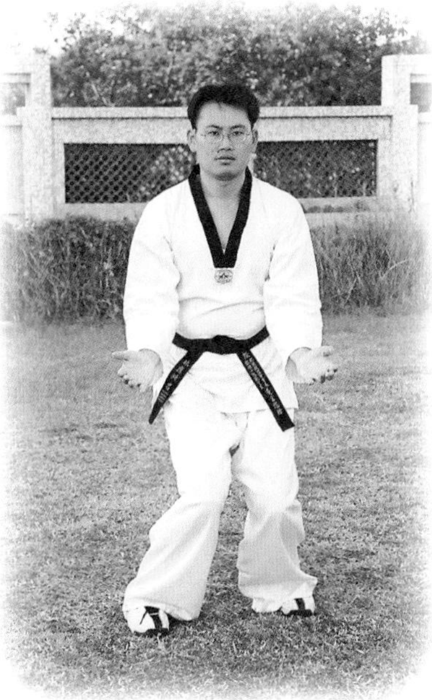

5. 雙手掌於胸前畫圓(三)

6. 雙手掌於胸前畫圓(四)

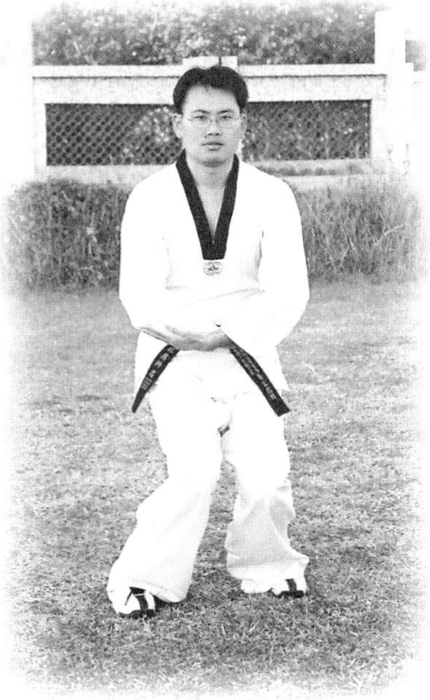

7. 雙手於腹部前互相抱住

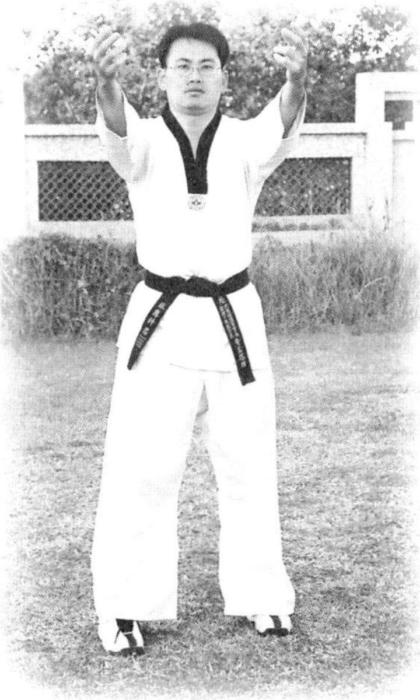

8. 出水手掌

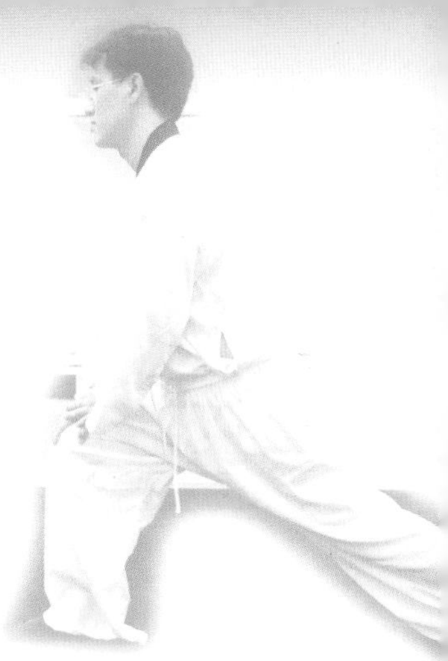

水手功移動式

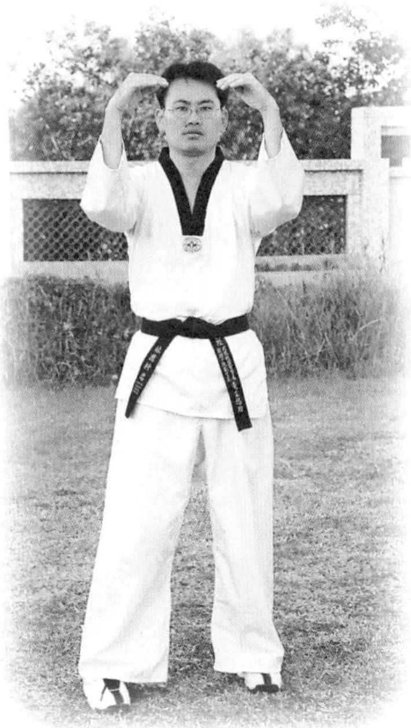

1. 起鶴塔

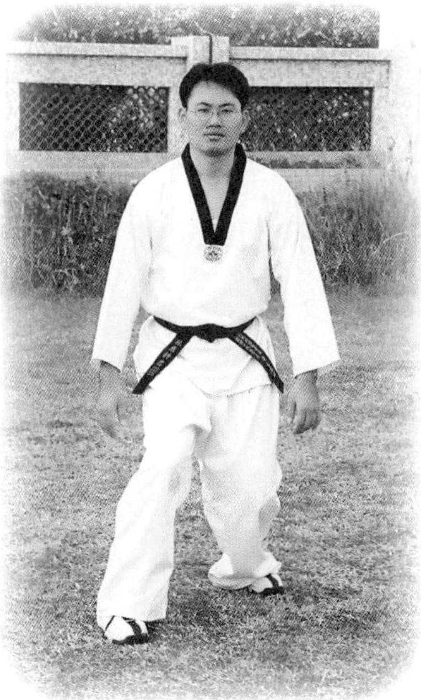

2. 鶴步

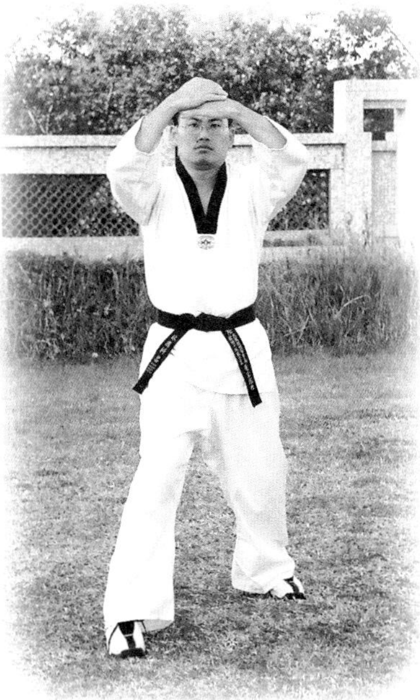

3. 移動右腳向前一步

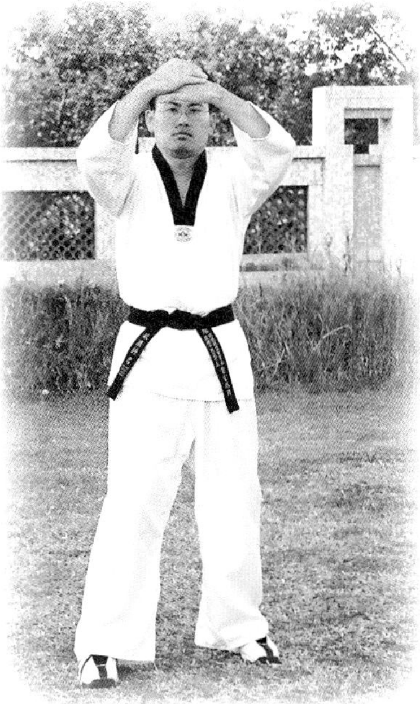

4. 移動左腳向前一步

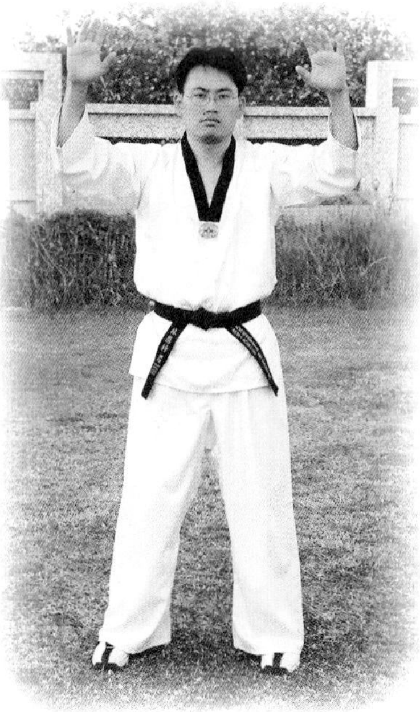

5. 雙手掌於胸前畫圓(一)

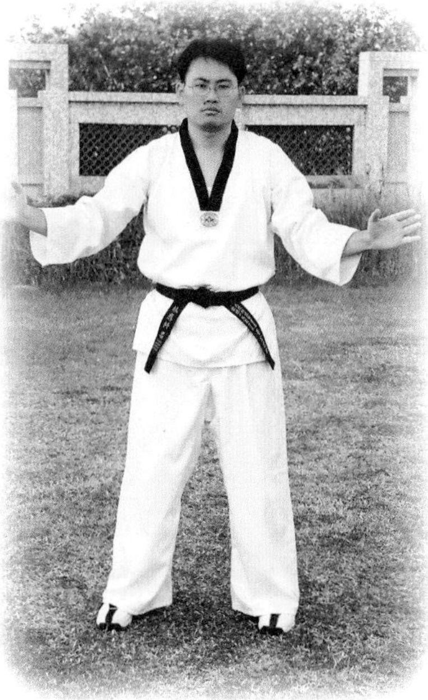

6. 雙手掌於胸前畫圓(二)

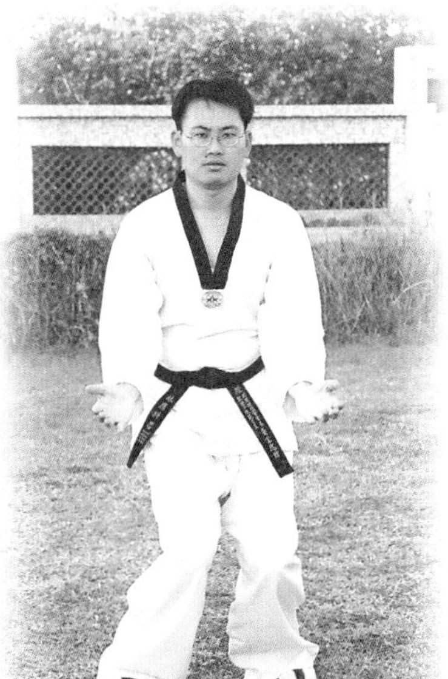

7. 雙手掌於胸前畫圓(三)

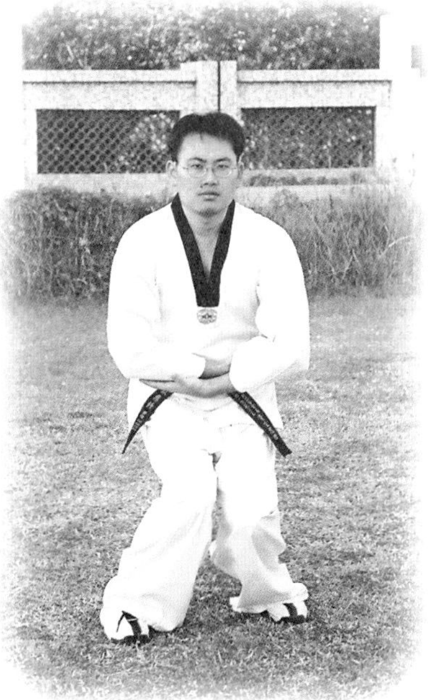

8. 雙手於腹部前互相抱住

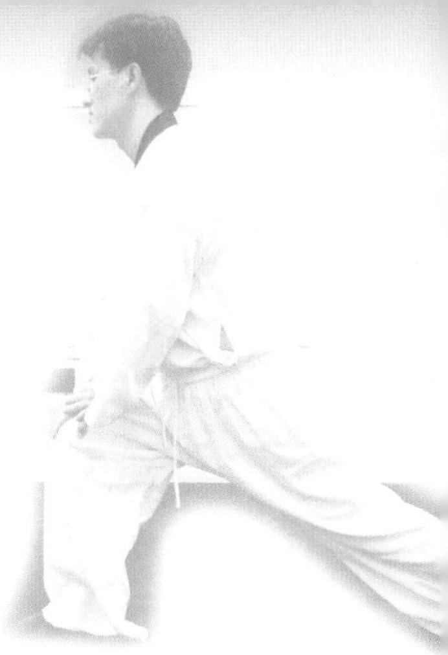

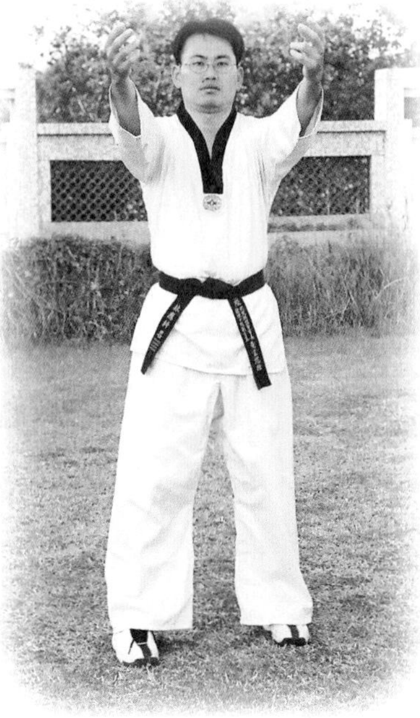

9. 出水手掌

練習小筆記
memo

memo

印手功

一、爲鶴拳基本功之一，它以攻擊動作爲主，如拳那樣熱情奔放，它手掌的動作由掌換成握拳，功能爲促進血液循環、身體柔軟性、骨骼強健、功力養成、潛能的開發等。練功時需注意上半身與下半身的互相配合，使動作協調一致性，讓身心與靈功力滋長的功法。

二、動作程序大致如下：

起鶴塔→雙手拍大腿一次→雙手彈起後手放於胳肢窩前→出印掌（拳部的動作是直式的，像蓋章外形的雙手，像拳那樣順勢地推到額頭的前面，手部的動作需要推到底，也就是說把手放於最長的距離）。

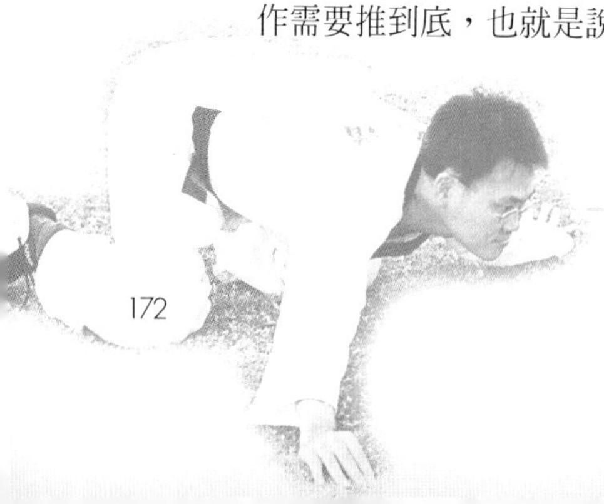

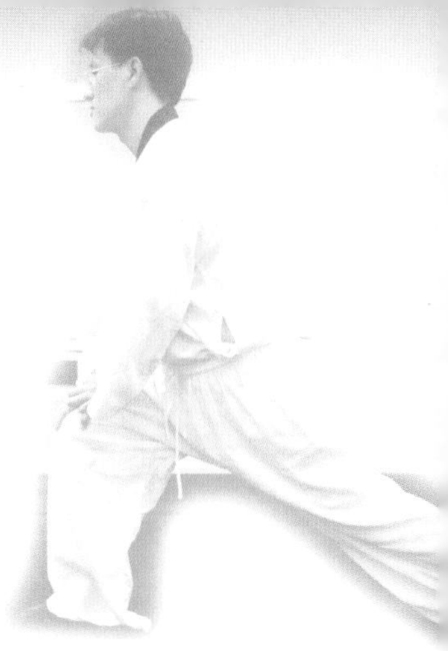

印手功原地式

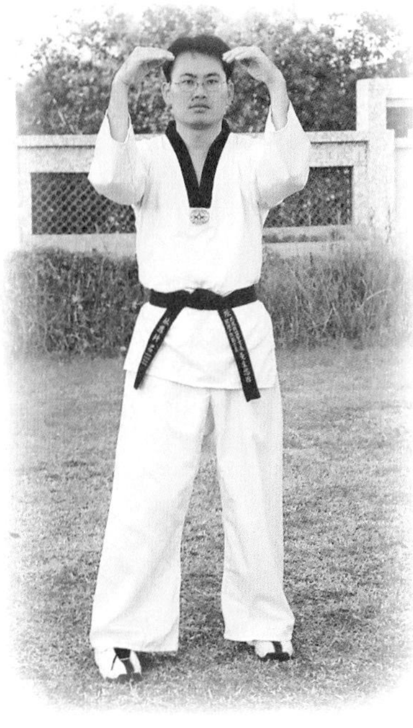

1. 起鶴塔

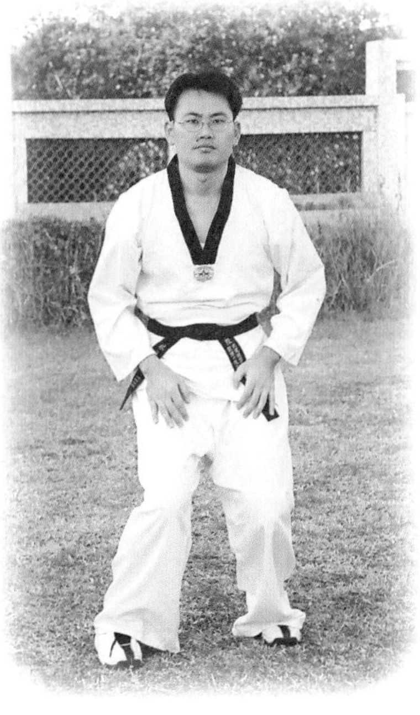

2. 雙手拍大腿一次

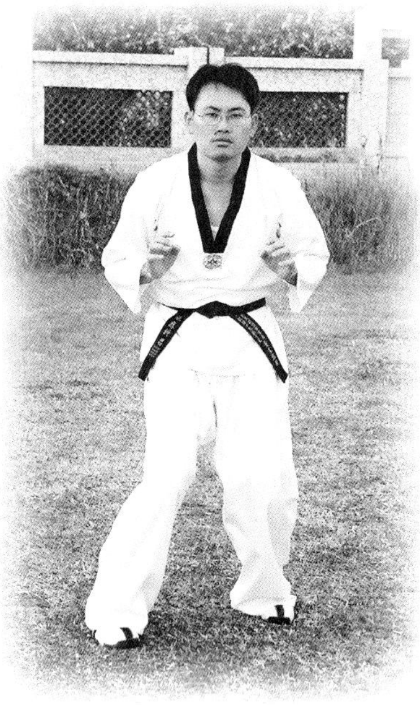

3. 雙手彈起後手放於胳肢窩前

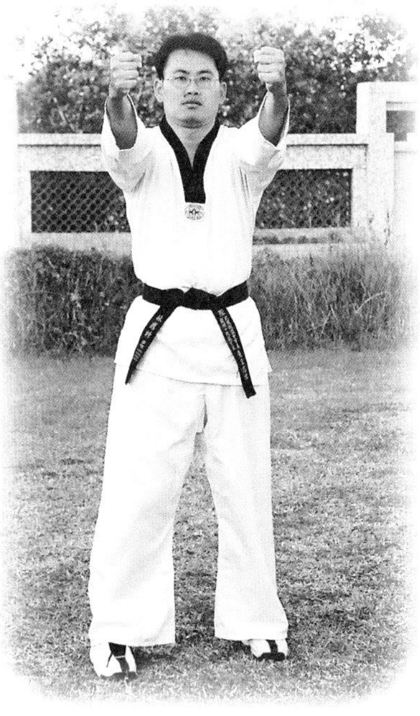

4. 出印掌拳（拳部的動作是直式的，像蓋章外形的雙手，像拳那樣順勢地推到額頭的前面，手部的動作需要推到底，也就是說把手放於最長的距離）

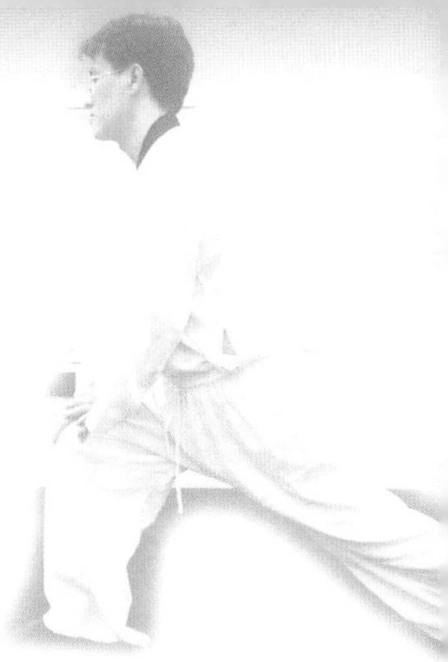

印手功移動式

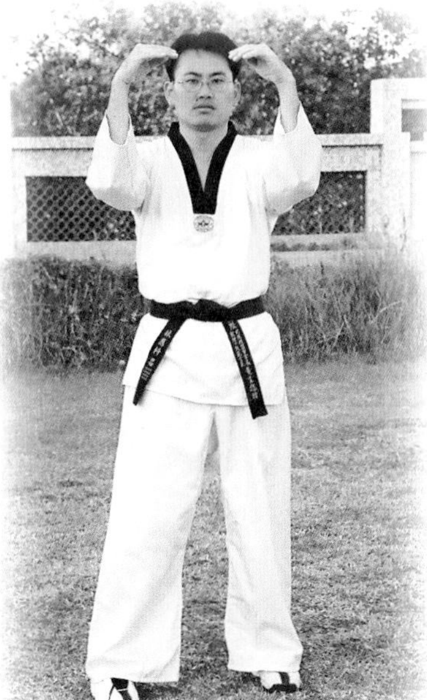

1. 起鶴塔

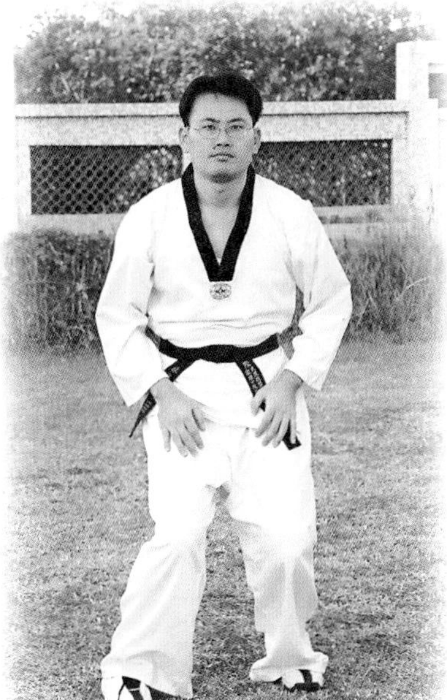

2. 雙手拍大腿一次

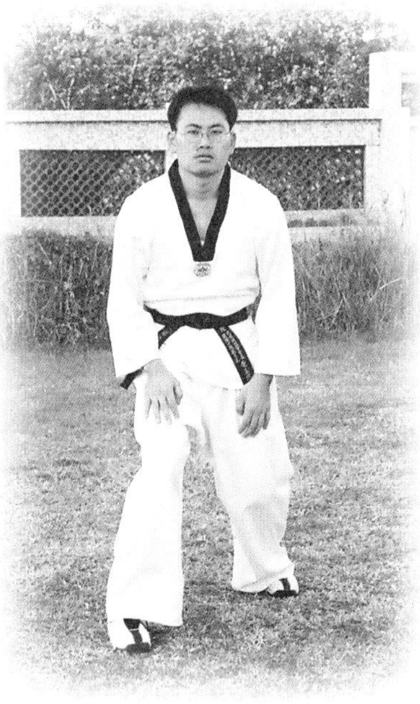

3. 右腳向前跨一大步

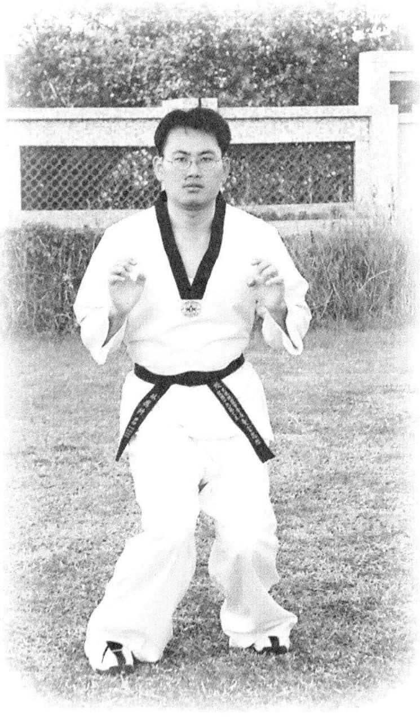

4. 左腳向前跨一大步

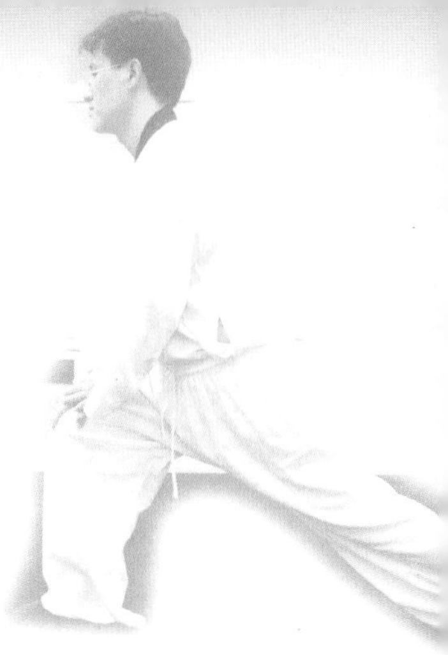

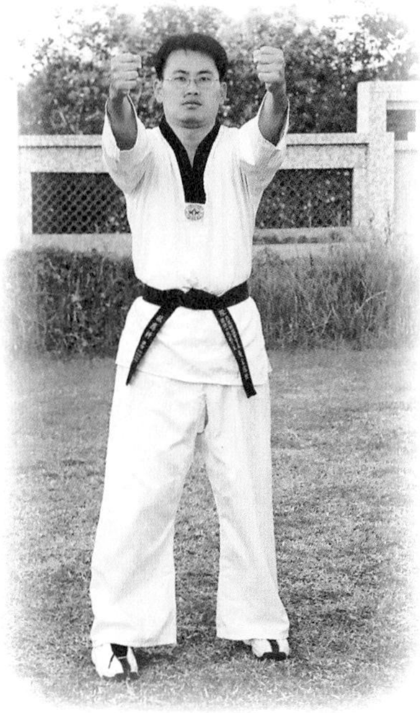

5. 出印掌拳（拳部的動作是直式的，像蓋章外形的雙手，像拳那樣順勢地推到額頭的前面，手部的動作需要推到底，也就是說把手放於最長的距離）

練習小筆記

memo

memo

火水手連功

一、火手功是以攻擊爲主的功法，水手功則是以防守爲主的功法。若火手功與水手功連合在一起，可以使功法有攻擊與防禦互相搭配，產生連合功法的作用。

二、動作程序大致如下

起鶴塔→雙手拍大腿一次雙手彈起後→手放於胳肢窩前→ 出火掌→雙手於上半身前畫一個長橢圓形→臀部坐下去再將雙手掌抱雙手上臂放於腹部前側→出水掌(將雙手順勢地甩至到額頭的最前面，手部的動作以肩膀角度看去約成30度， 也就是說把手放於最長的距離)。

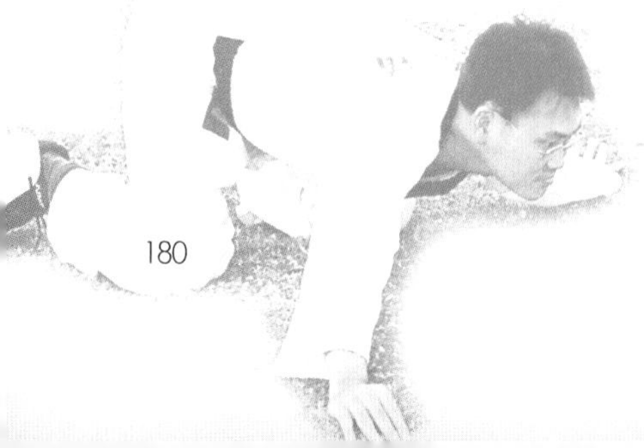

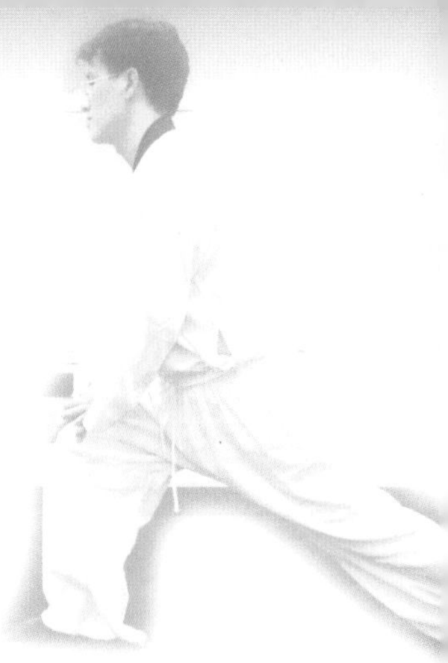

火水手連功原地式

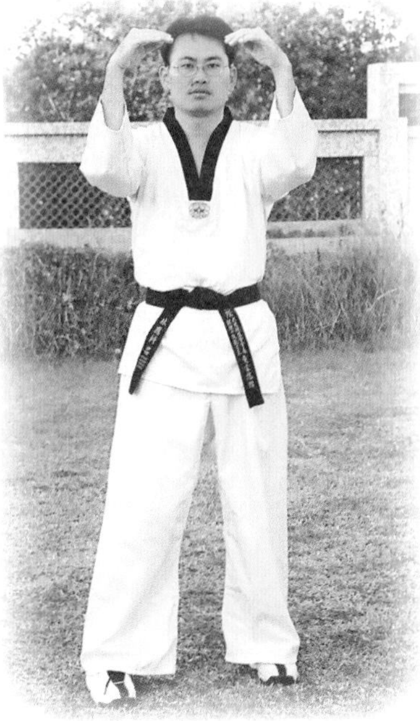

1. 起鶴塔

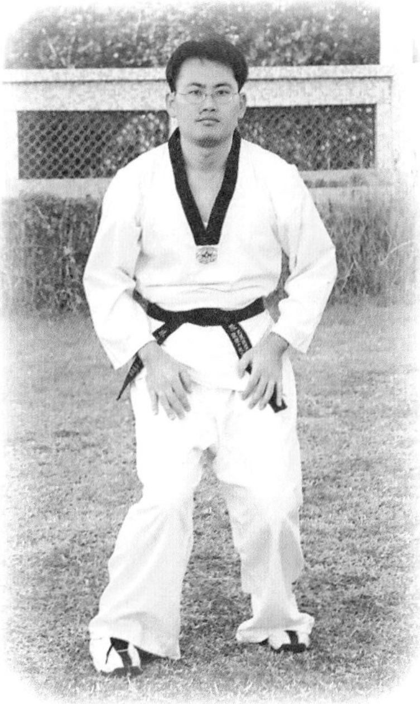

2. 雙手拍大腿一次

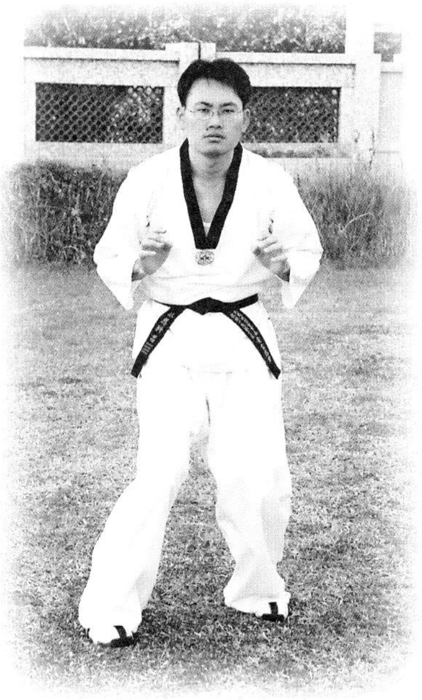

3. 雙手彈起後，放於胳肢窩前

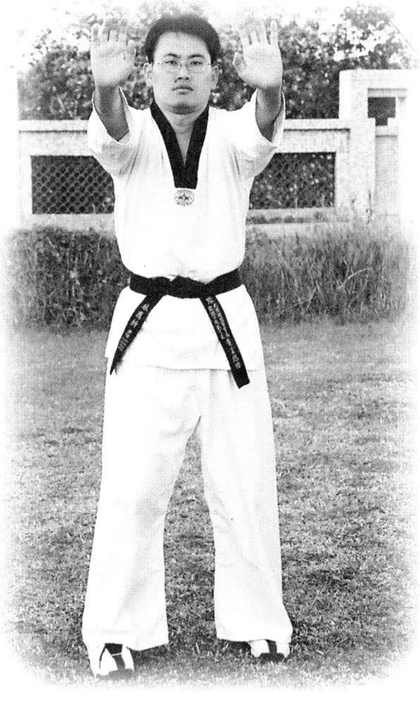

4. 出火手掌

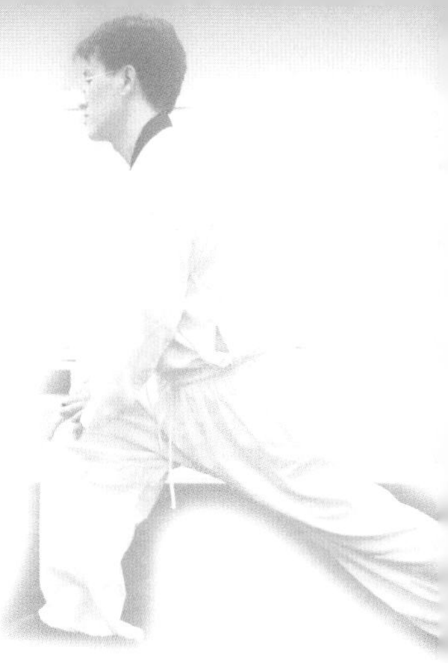

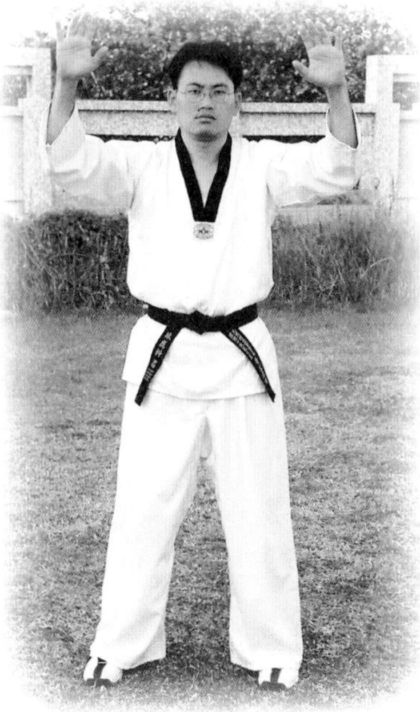

5. 雙手於胸前畫圓(一)

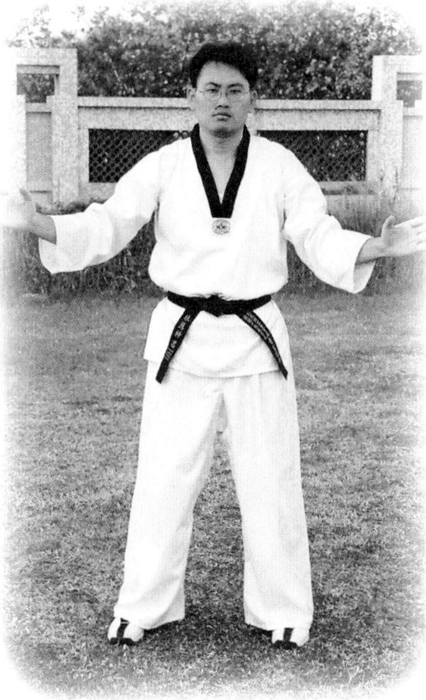

6. 雙手於胸前畫圓(二)

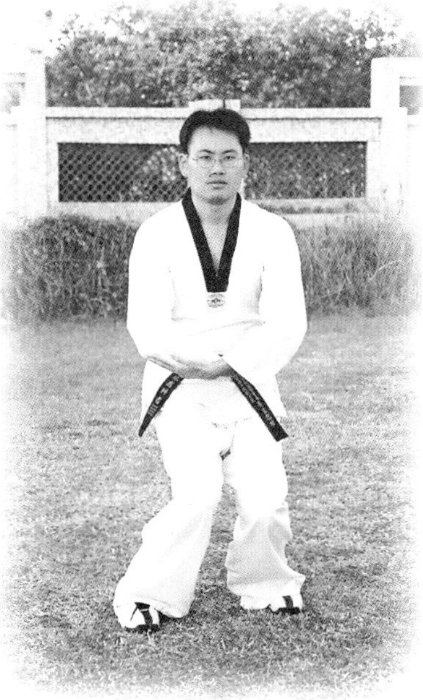

7. 雙手於腹部前互相抱住

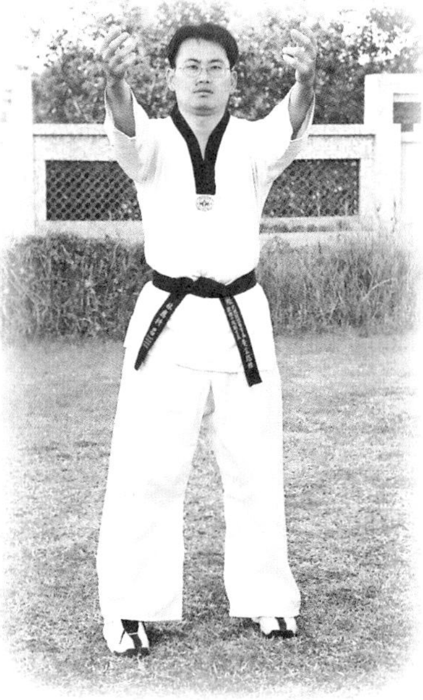

8. 出水手掌

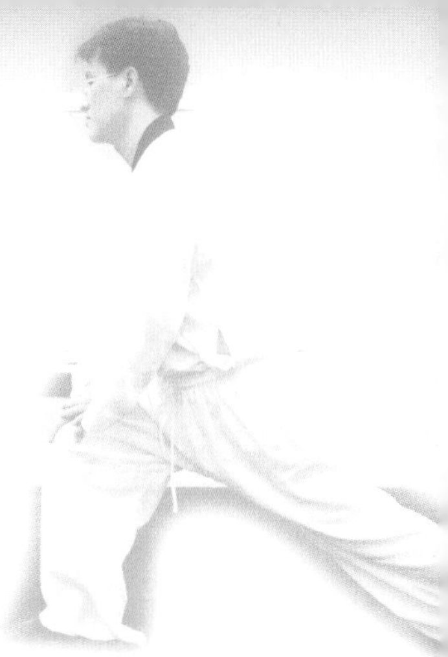

火水手功移動式

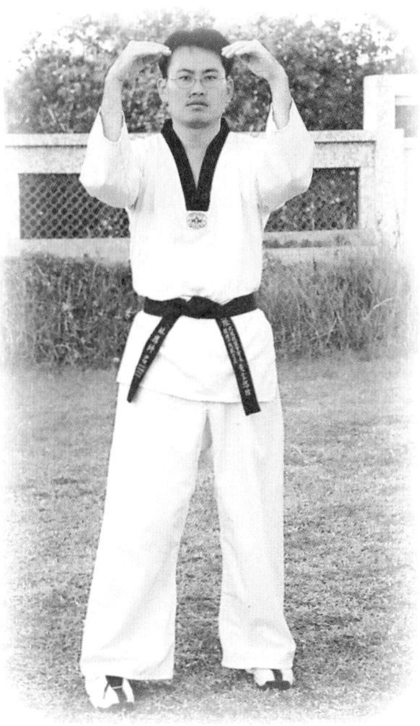

1. 起鶴塔

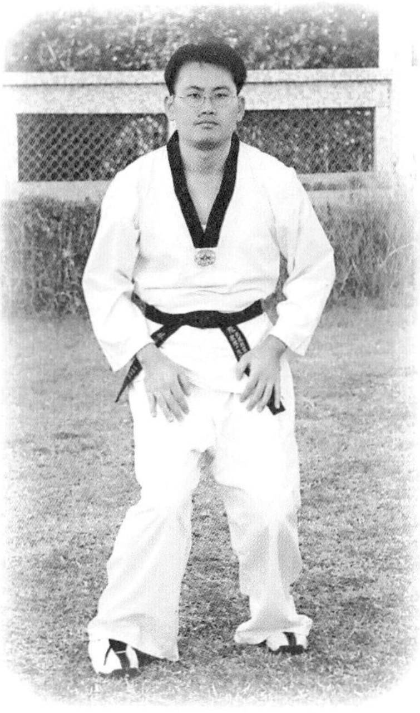

2. 雙手拍大腿一次

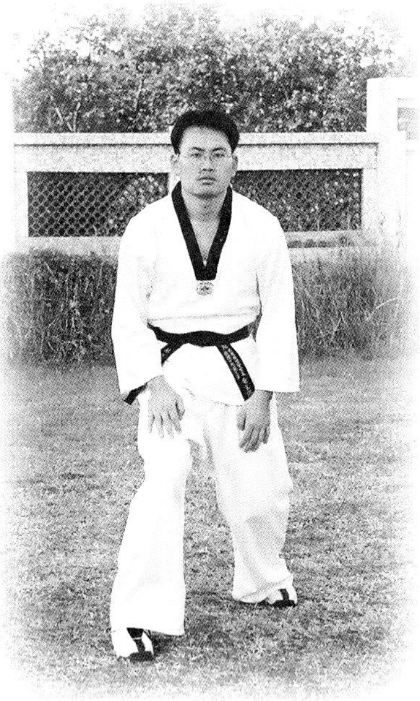

3. 移動右腳向前一步

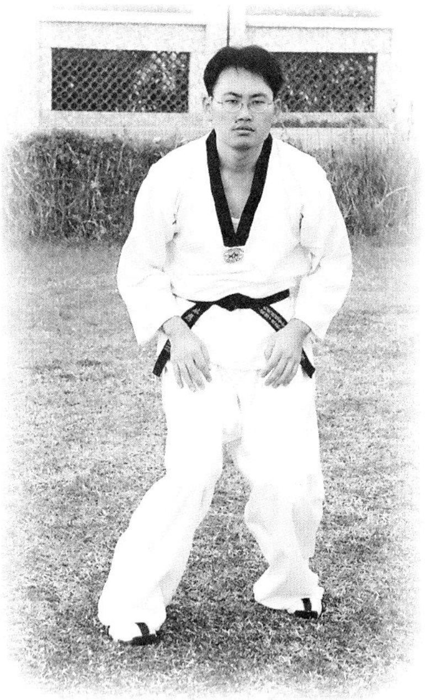

4. 移動左腳向前一步

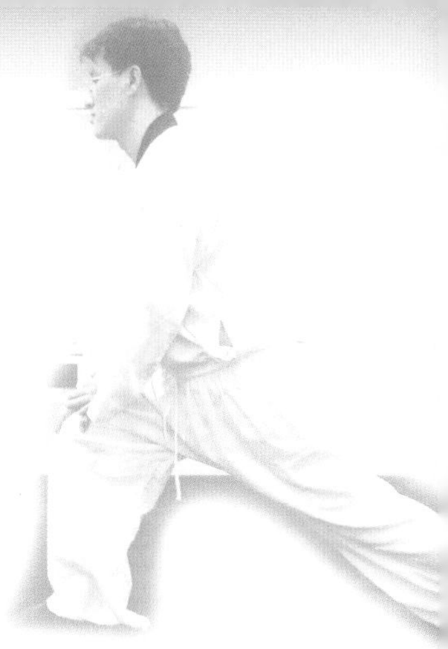

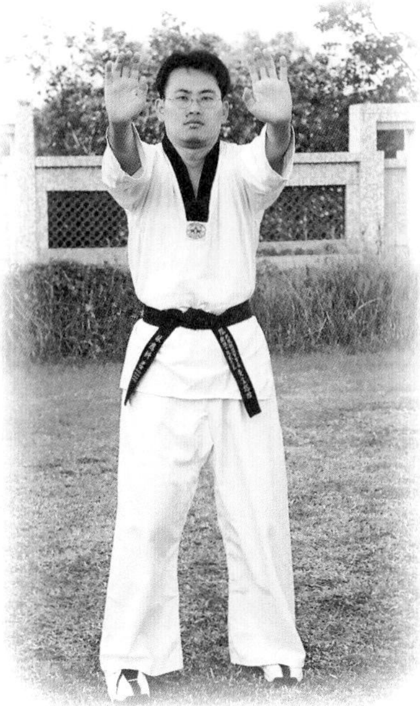

5. 出火手掌

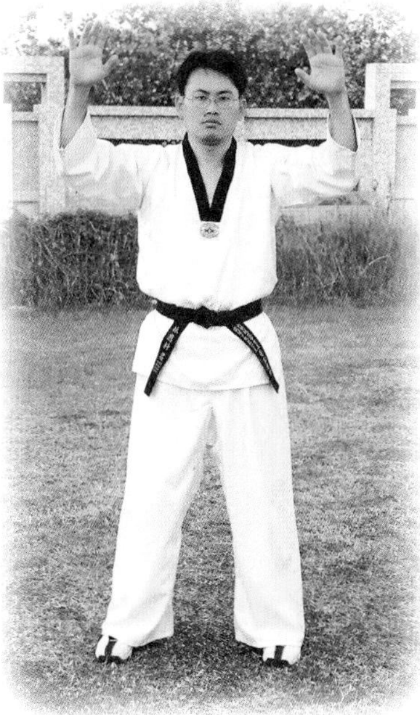

6. 雙手於胸前畫圓(一)

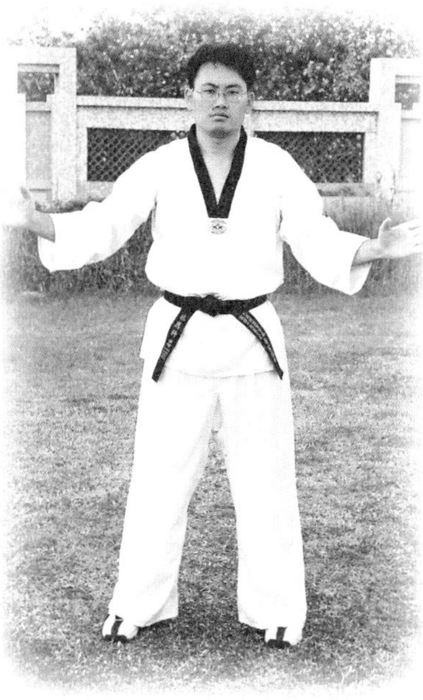

7. 雙手於胸前畫圓(二)

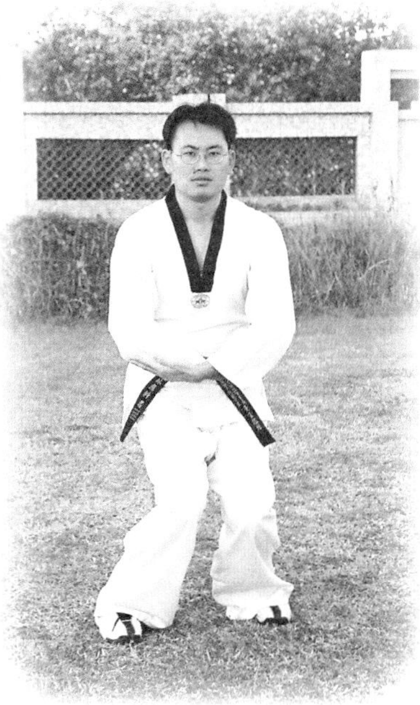

8. 雙手於腹部前互相抱住

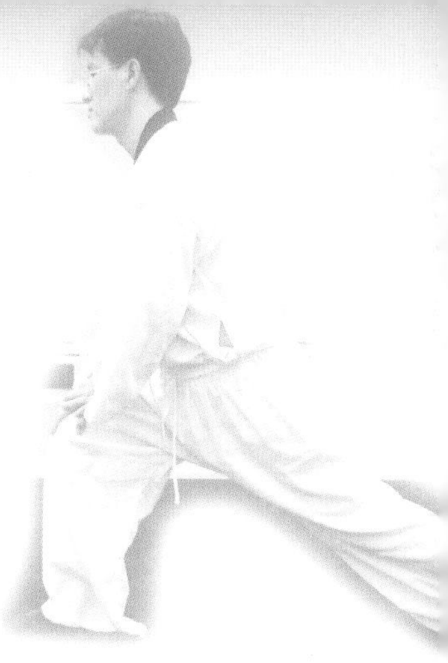

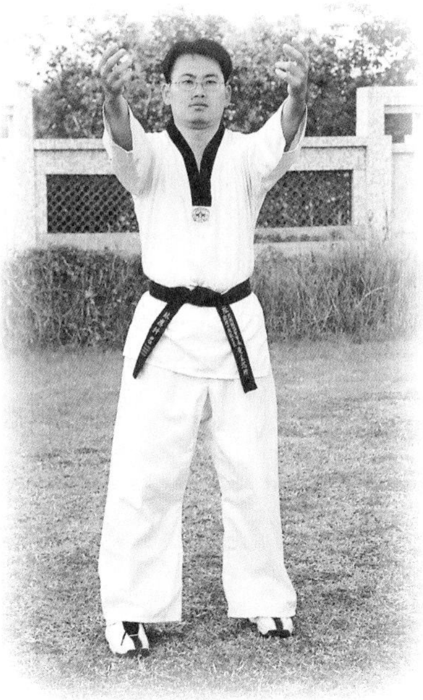

9. 出水手掌

練習小筆記

memo

memo

火、印與水手連功

一、印手功及火手功是以攻擊爲主的功法，水手功則是以防守爲主的功法。若將印手功、火手功與水手功連合在一起，可以使功法有攻擊與防禦互相搭配，產生連合功法的作用。

二、動作程序大致如下:

起鶴塔→雙手拍大腿一次雙手彈起後→手放於胳肢窩前→ 出火掌→雙手於上半身前畫一個長橢圓形→臀部坐下去再將雙手掌抱雙手上臂放於腹部前側→出水掌(將雙手順勢地甩至到額頭的最前面，手部的動作以肩膀角度看去約成30度， 也就是說把手放於最長的距離)。

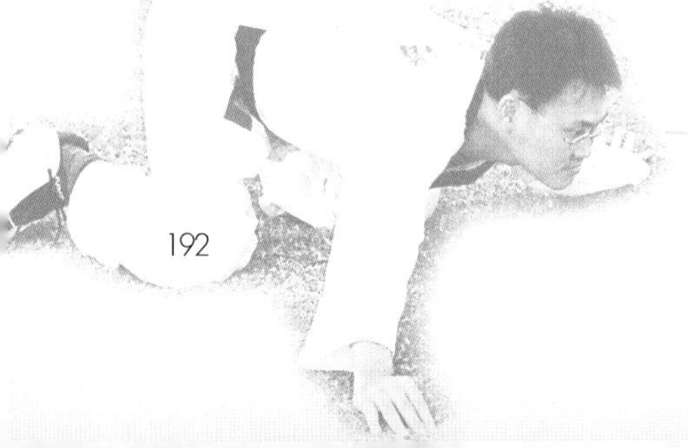

火、印與水手連功原地式

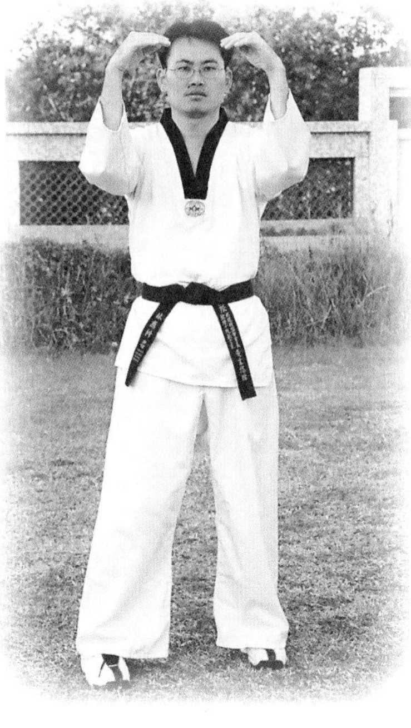

1. 起鶴塔

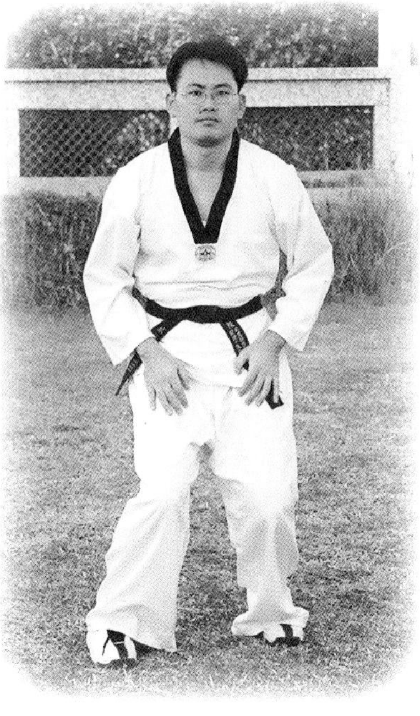

2. 雙手拍大腿一次

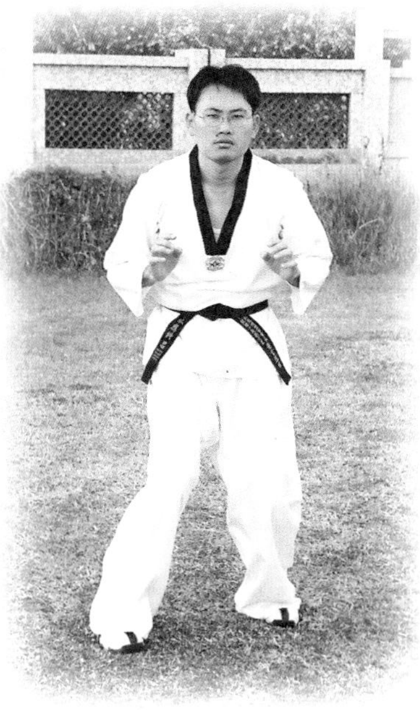

3. 雙手彈起後，放於胳肢窩前

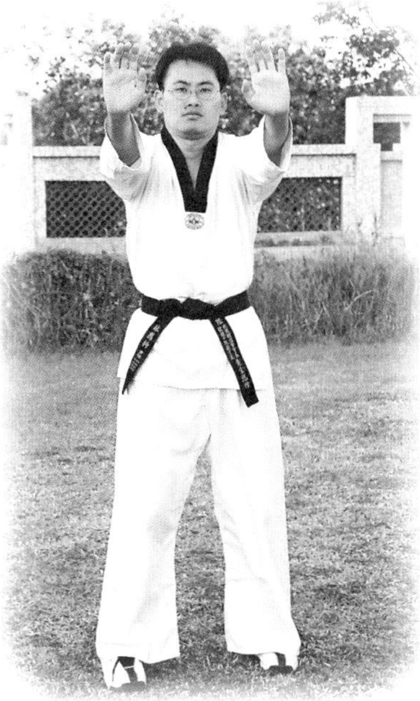

4. 出火手掌

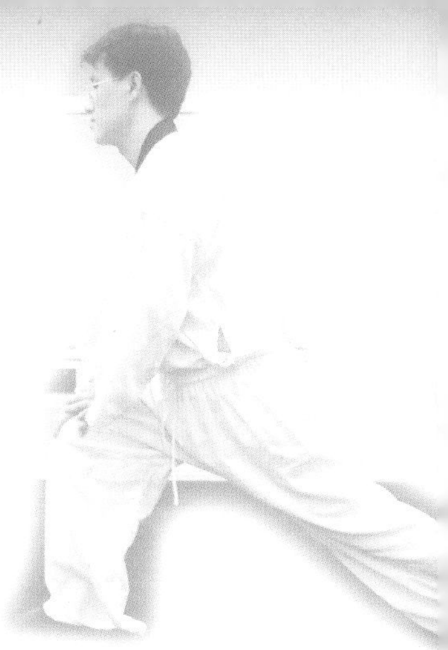

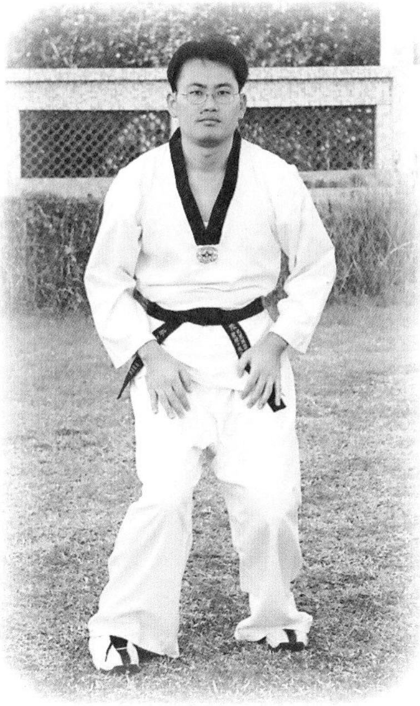

5. 雙手再拍大腿一次

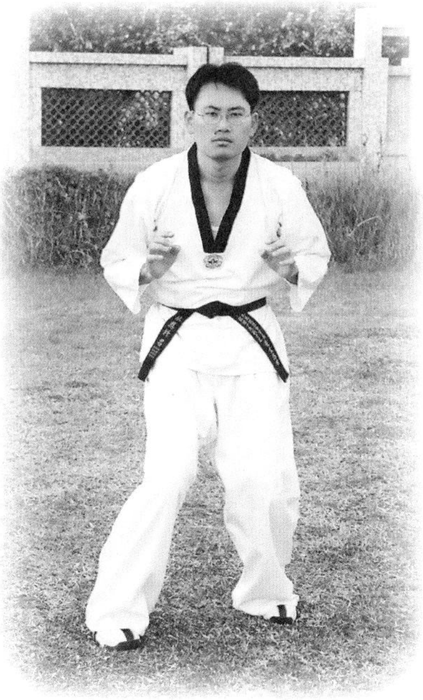

6. 雙手放於胳肢窩前

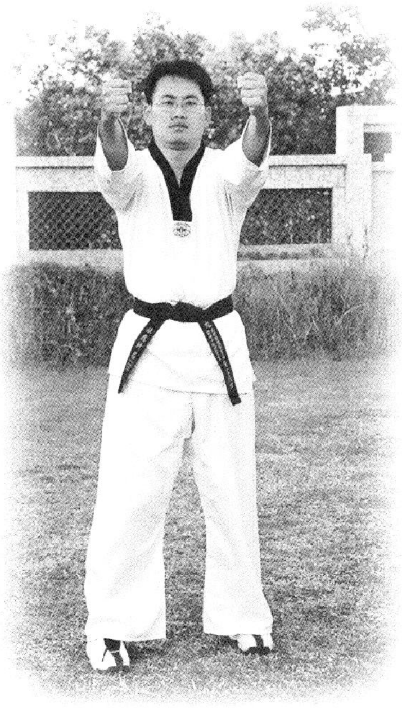

7. 出印水拳

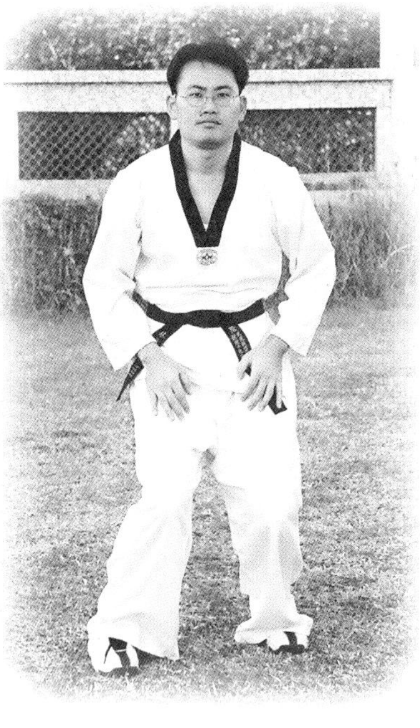

8. 雙手再拍大腿一次

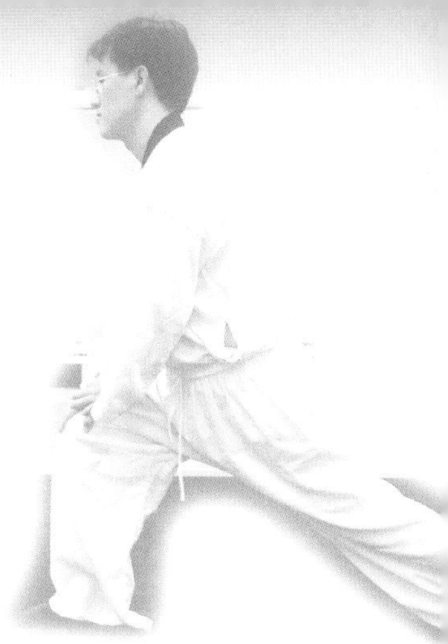

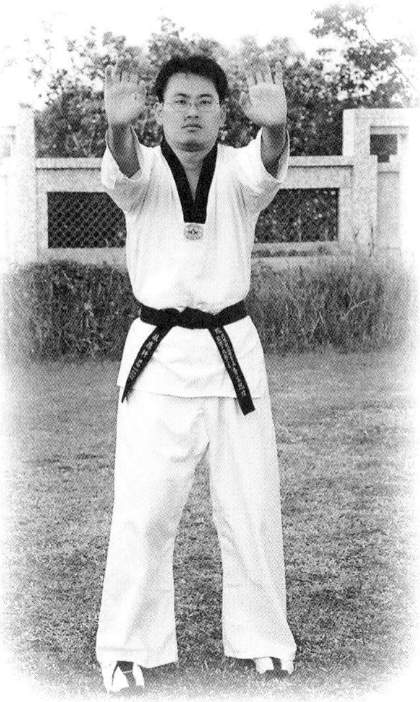

9. 出火手掌拳

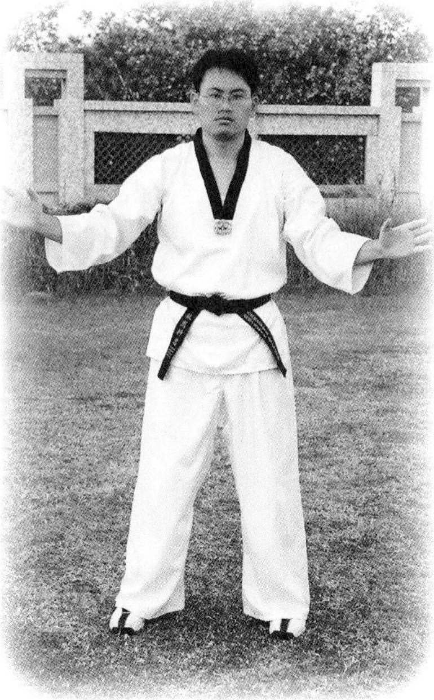

10. 雙手於胸前畫圓(一)

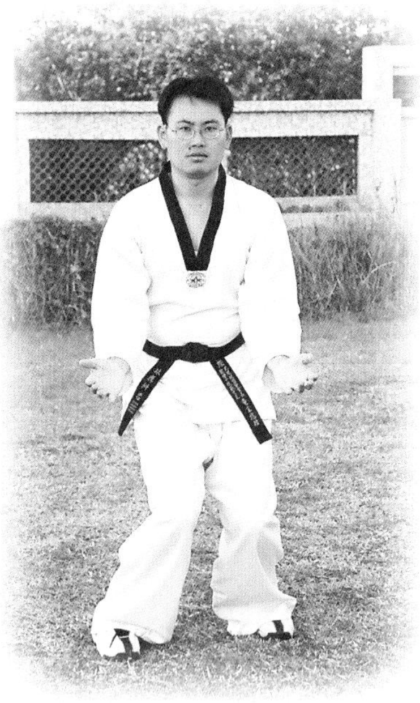

11. 雙手於胸前畫圓(二)

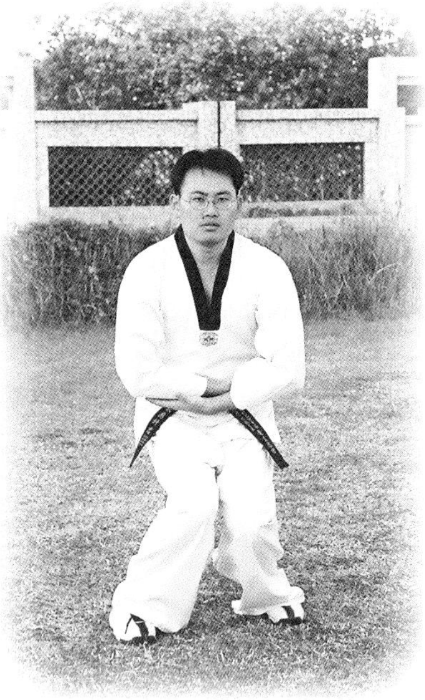

12. 雙手於腹部前互相抱住

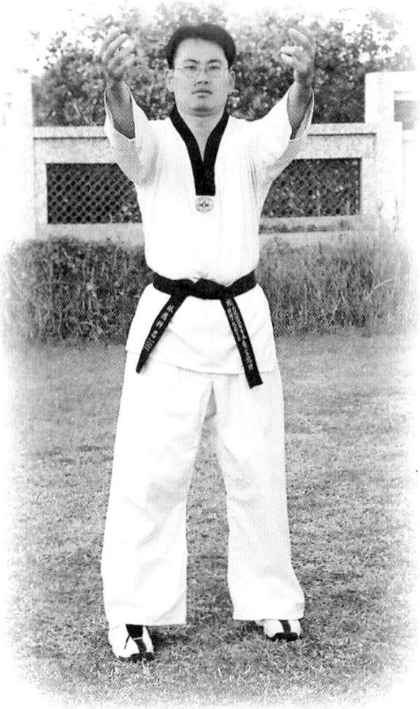

13. 出水手掌拳

練習小筆記

memo

memo

練習調整功法

恭喜您已經學成鶴拳的基本功！

功法調整重點是：每天練火水手功約20分鐘，透過每次練功的時間，時時調整正確動作，以避免動作不正確，可對照書籍的功法動作圖片。

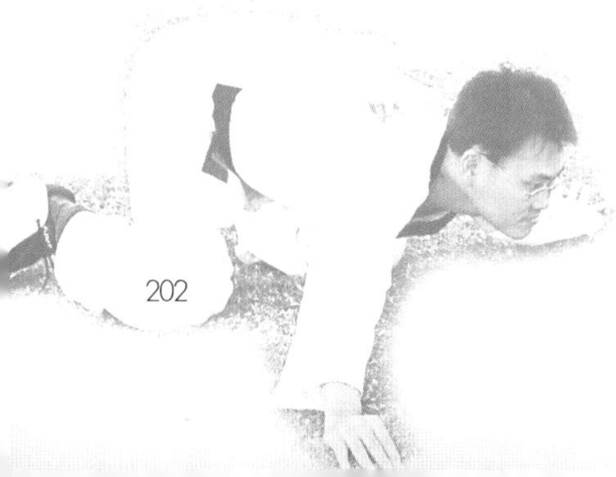

memo

收功式

一、目的：調息身心。練完一套拳後，我們的身心較疲累，須有緩和休息之動作，以收功來調息身心做爲練功之結尾動作，英文名稱爲 cool down。

二、動作程序大致如下

水手結束的動作→收雙手的拳→臀部坐正的動作後→一吸一吐各三次（如需要更多次亦可）→再於身前畫一個長橢圓形→再緩慢的將雙掌下放至大腿兩側旁。

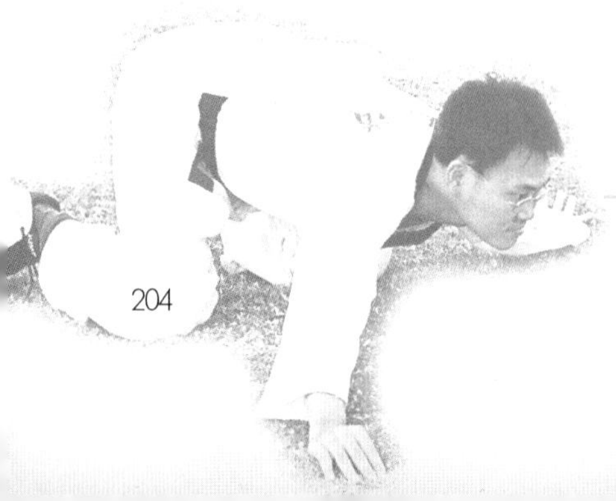

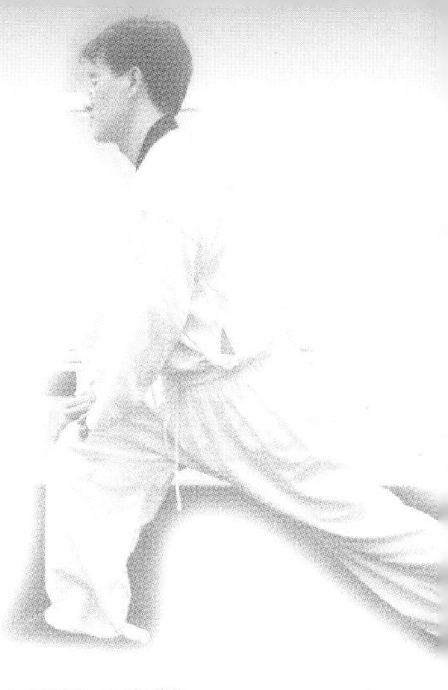

收功式

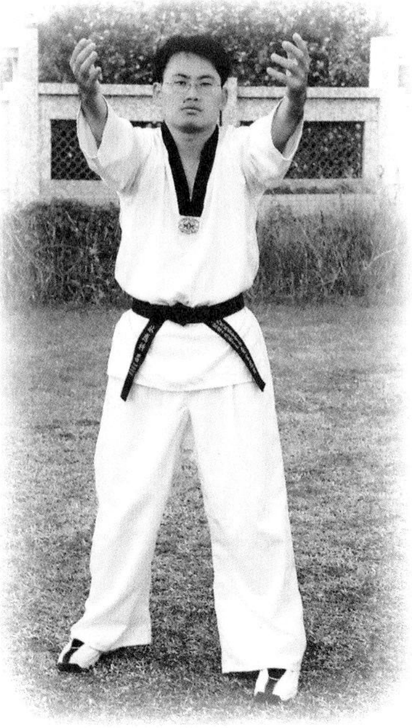

1. 雙手動作如水手功最後一個動作

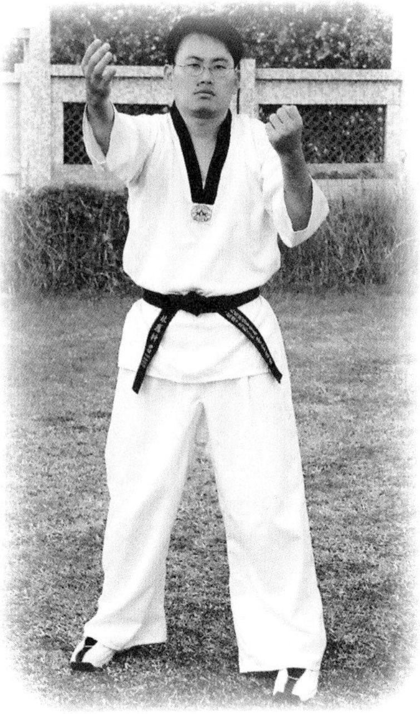

2. 左手臂向胸部內收約10公分距離
（鼻部快吸氣一）

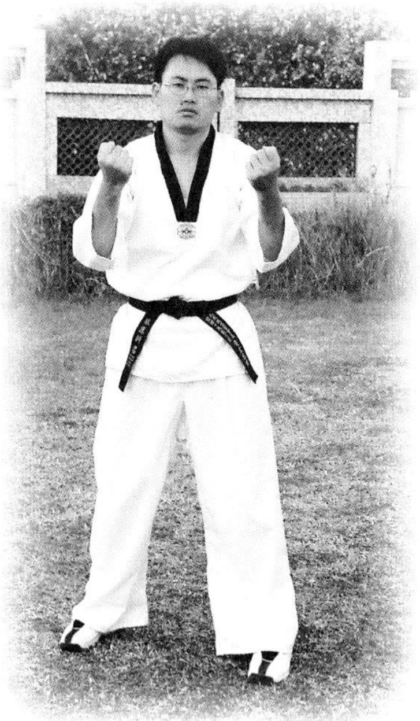

3.右手臂向胸部內收約10公分距離，與左手臂高度平行（口部快吐氣一）

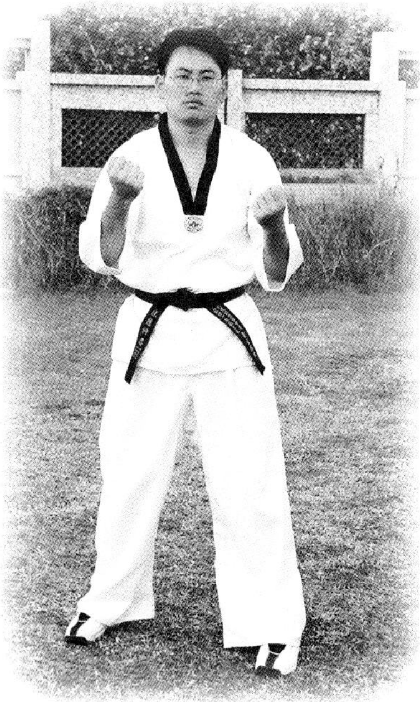

4.左手臂再向胸部內收約10公分距離（鼻部快吸氣二）

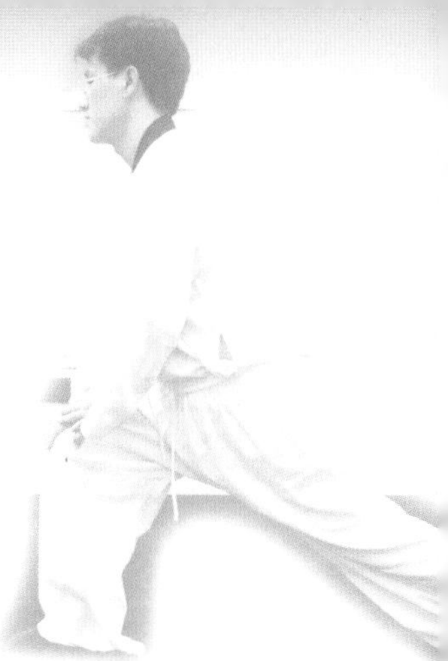

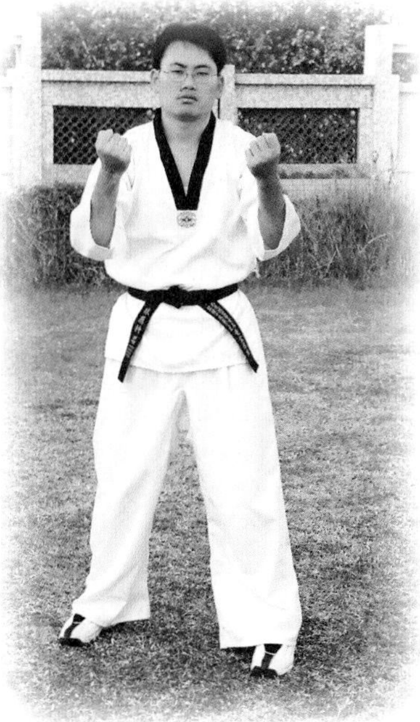

5. 右手臂再向胸部內收約10公分距離，與左手臂高度平行（口部快吐氣二）

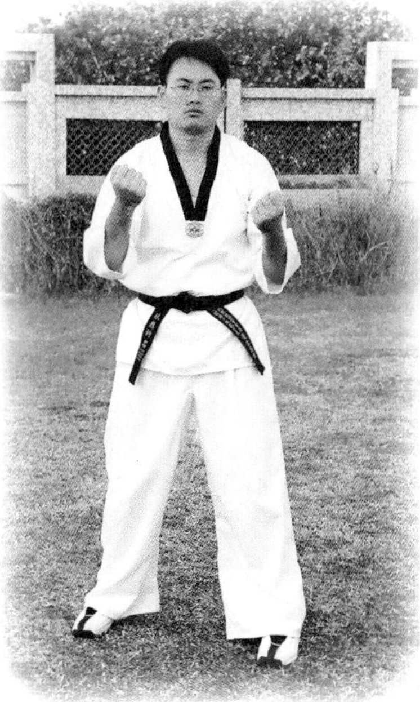

6. 左手臂再向胸部內收約10公分距離（鼻部快吸氣三）

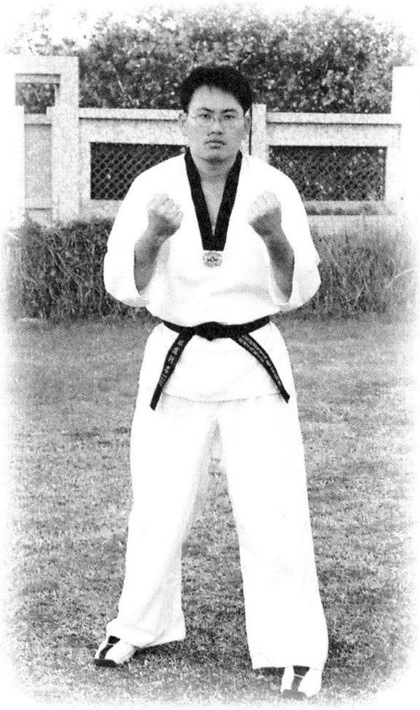

7. 右手臂再向胸部內收約10公分距離與左手臂高度平行（口部快吐氣三）

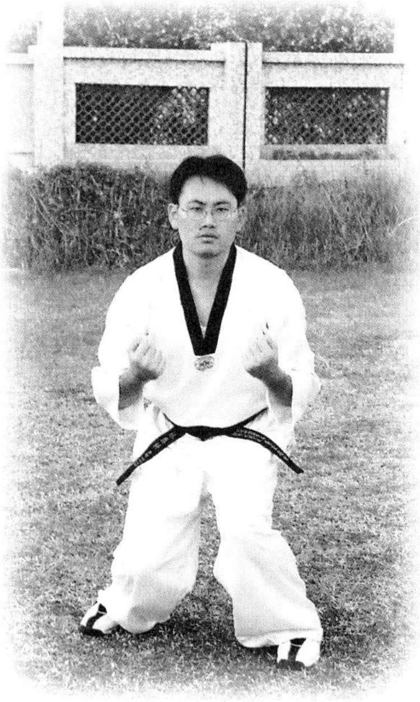

8. 雙腳蹲下過程鼻部採慢慢吸氣動作

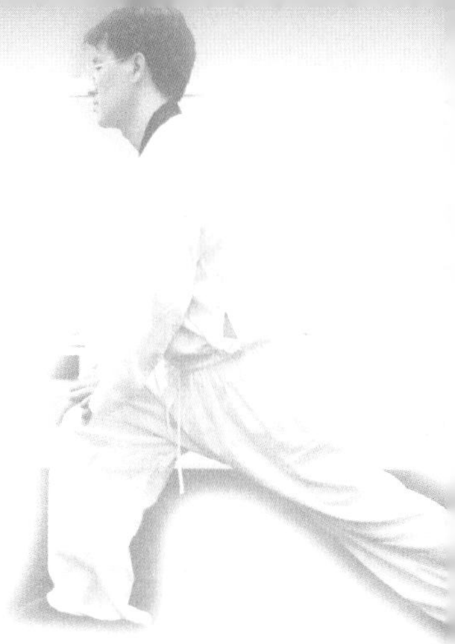

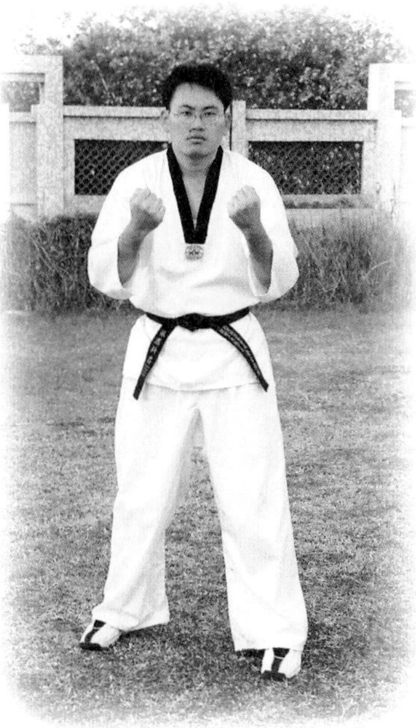

9. 雙腳蹲下後上來致站直動作的過程，採慢慢口部吐氣動作

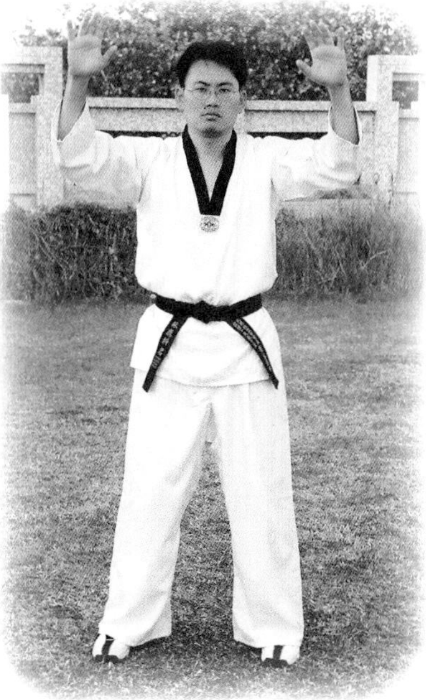

10. 雙手於胸前畫圓（一），鼻部採慢慢吸氣動作

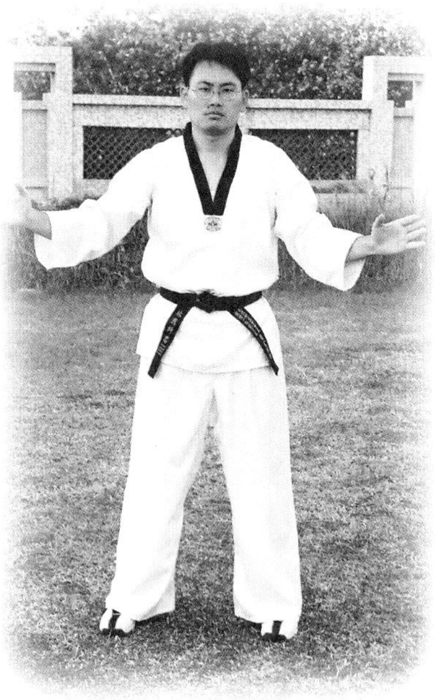

11. 雙手於胸前畫圓（二），鼻部採慢慢吸氣動作

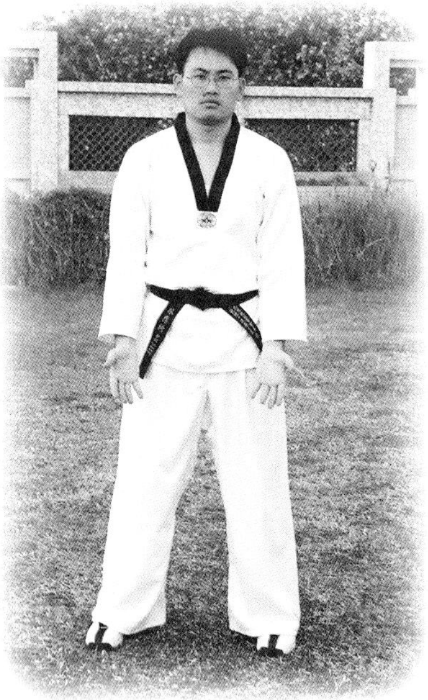

12. 雙手於胸前畫圓（三），鼻部採慢慢吸氣動作

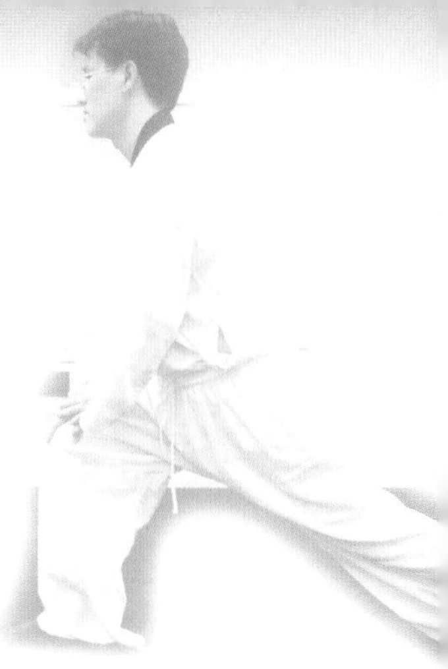

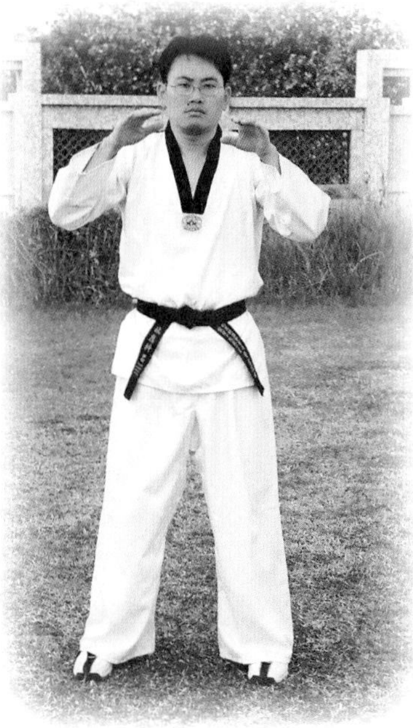

13. 雙手開始下放（一），口部採慢慢吐氣的動作

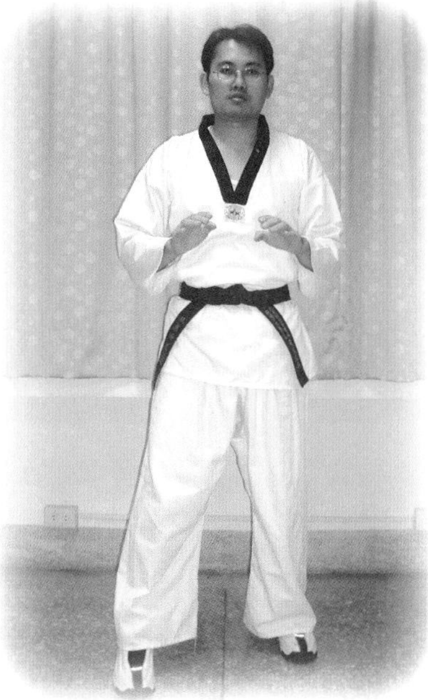

14. 雙手下放（二），口部採慢慢吐氣的動作

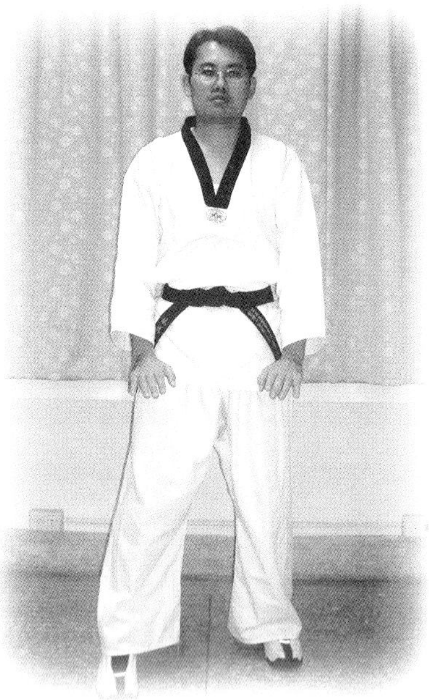

15. 雙手下放（三），口部採慢慢吐氣的動作

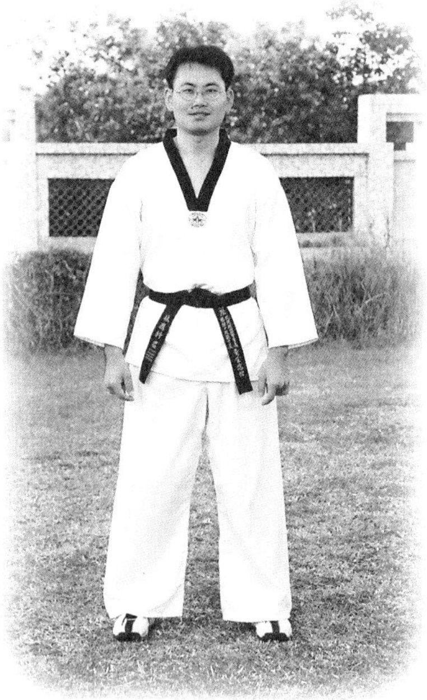

16. 再恢復自然挺得動作，整個完成收功動作

memo

練習小筆記

memo

memo

鶴擒提與搭手

一、目的:雙人互相對練的功訣動作。

鶴擒提之方法:雙人面對面使用水手功的最後動作,互相輕微碰觸對方手臂。

搭手之方法:雙人面對面使用雙臂,互相碰觸對方,可以練習強化雙臂的動作。

雙人可以互練鶴擒提與搭手,增加互相練功樂趣與功力對練。

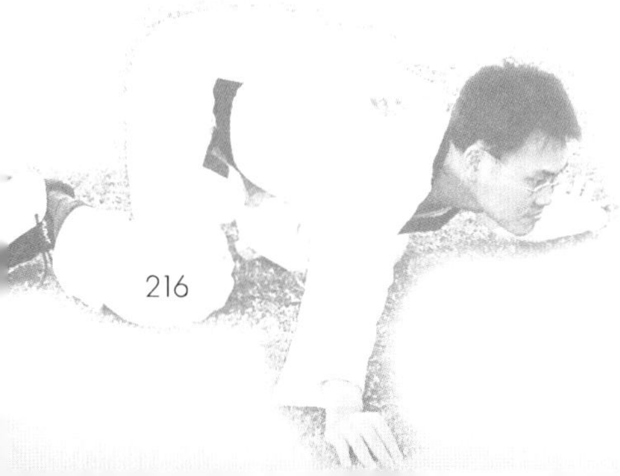

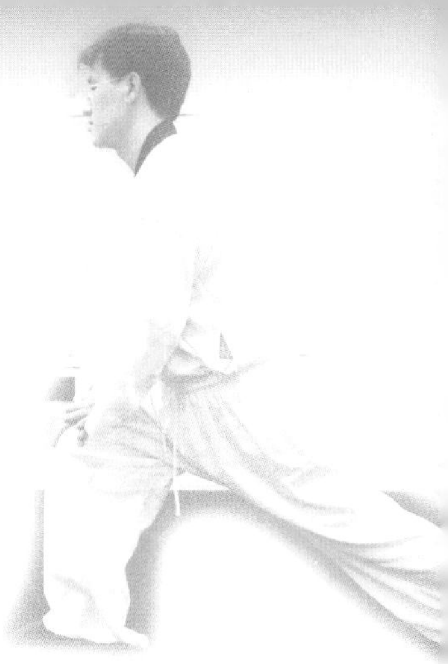

左鶴擒提分解動作

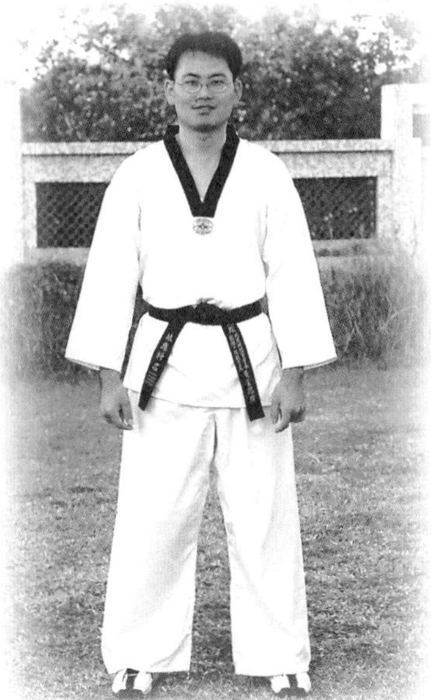

1. 自然挺

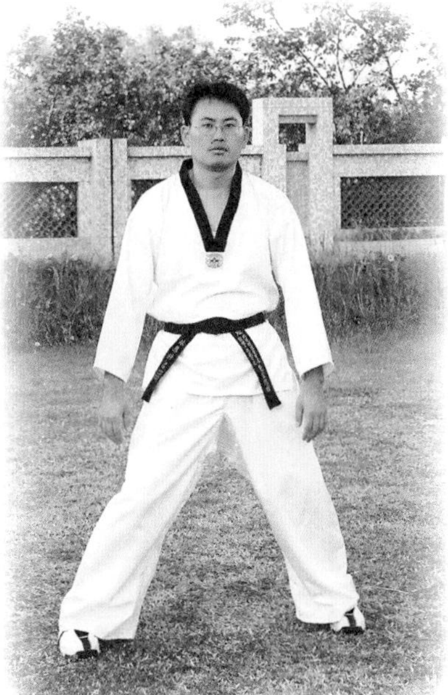

2. 左腳橫移一步

右鶴擒提分解動作

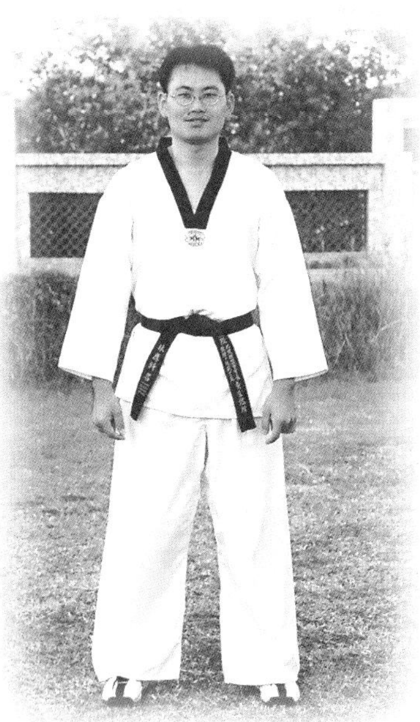

1. 自然挺

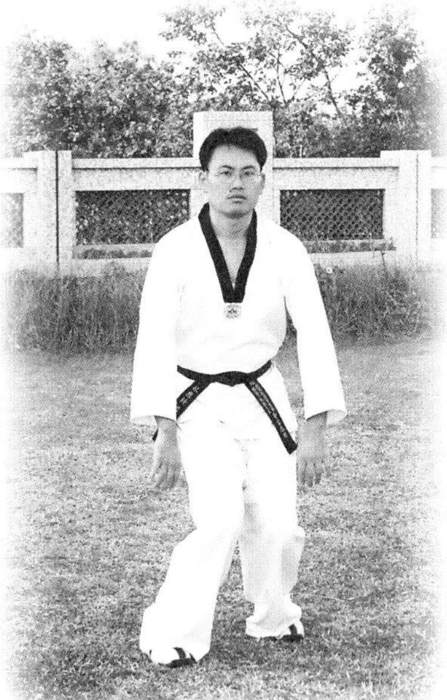

3. 雙腳起鶴步

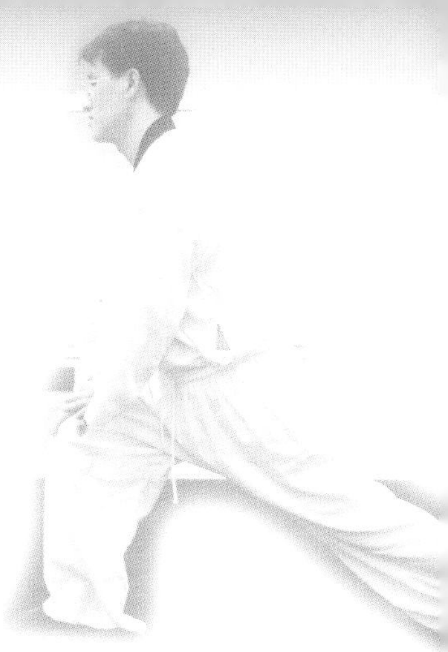

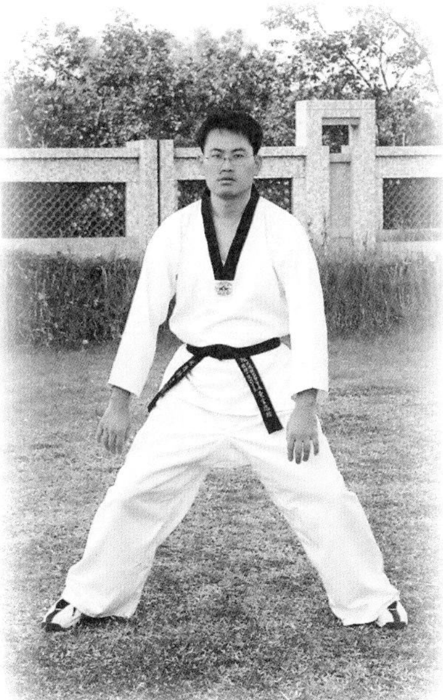

2. 右腳橫移一步

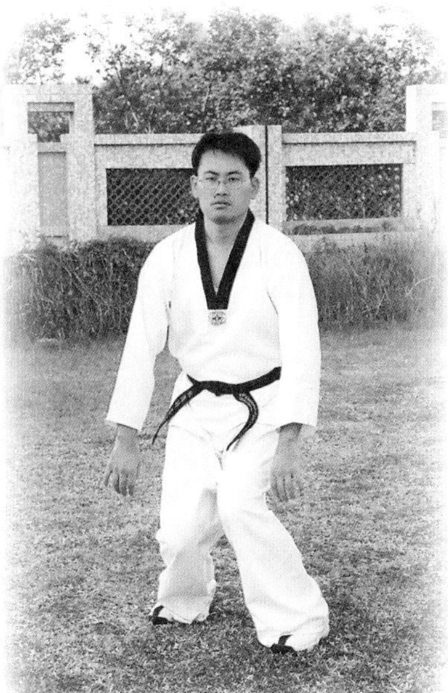

3. 雙腳起鶴步

右邊鶴擒提

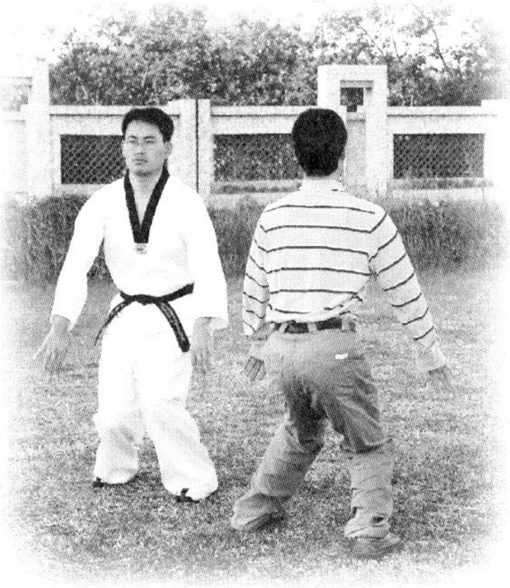

1. 往右腳移動一步，並成鶴步

2. 雙手抱於胸前

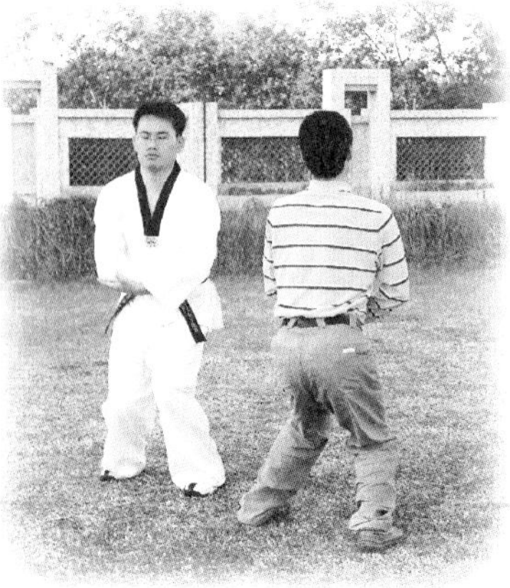

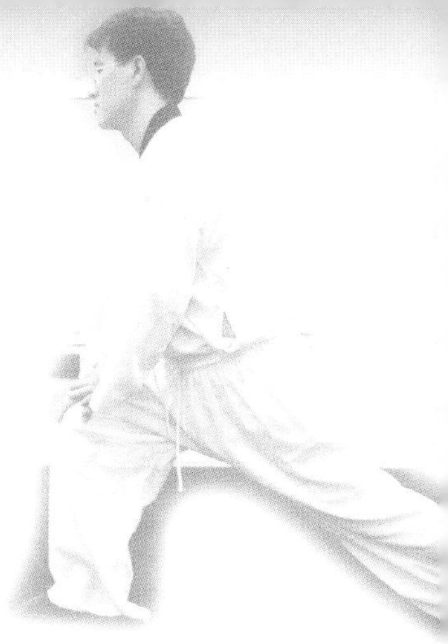

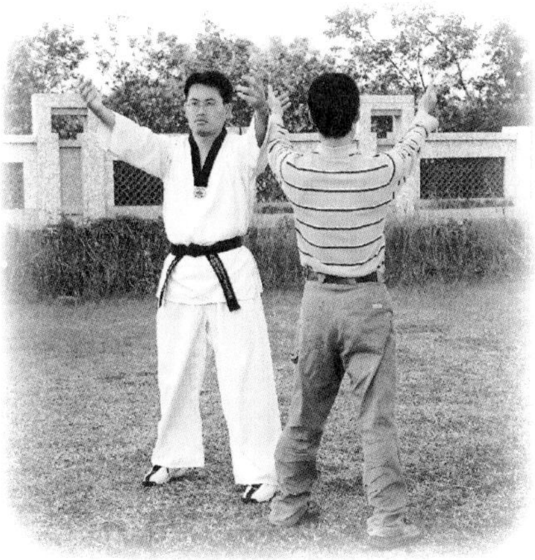

3. 出水手功雙人互相碰觸對方手臂（正面圖）

4. 互相碰觸對方手臂（側面圖）

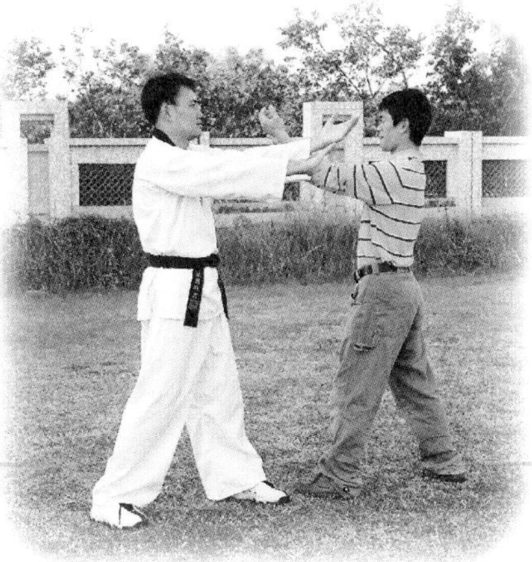

左邊鶴擒提

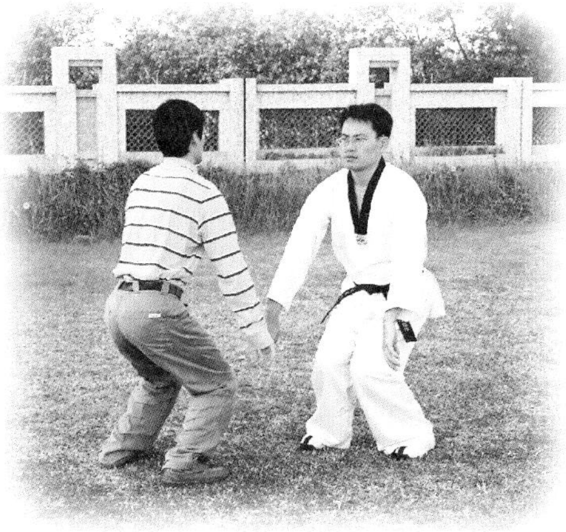

1. 移動左腳一步，並成鶴步

2. 雙手抱於胸前

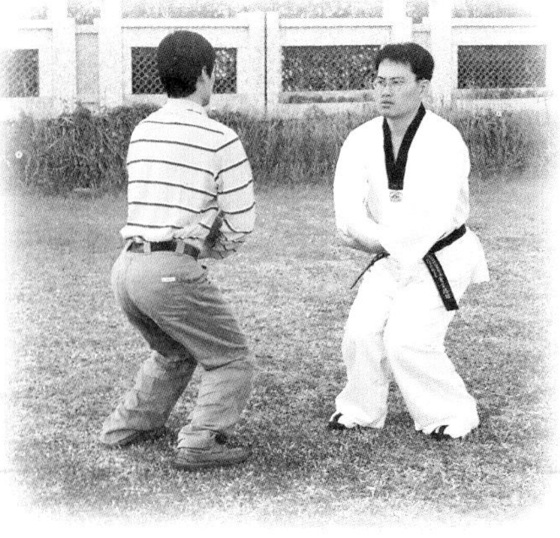

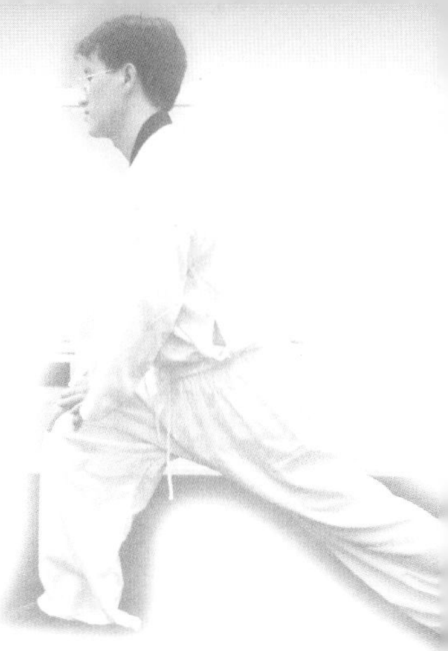

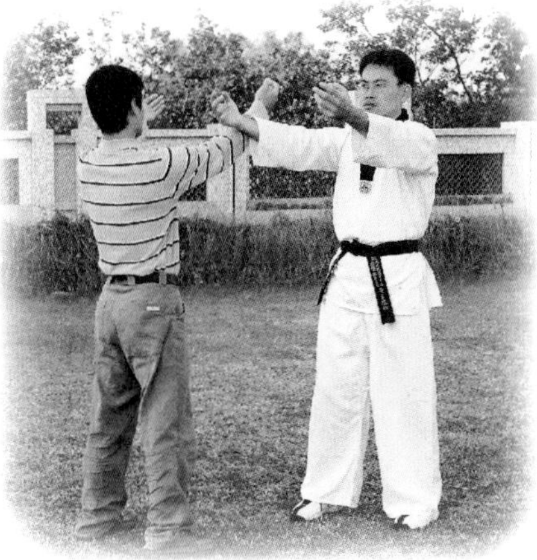

3. 出水手功雙人互相碰觸對方手臂（正面圖）

4. 互相碰觸對方手臂（側面圖）

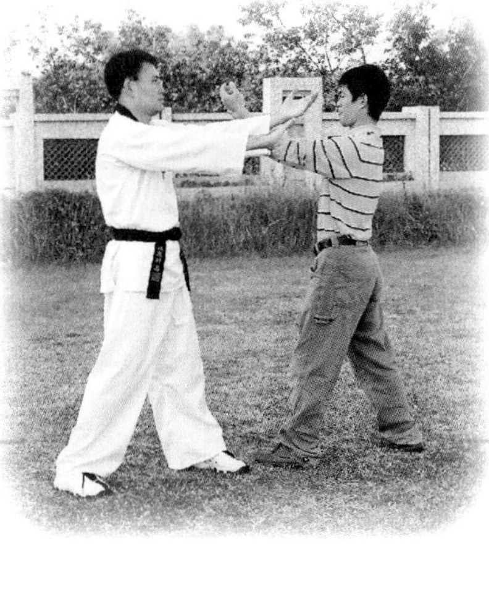

左邊搭手

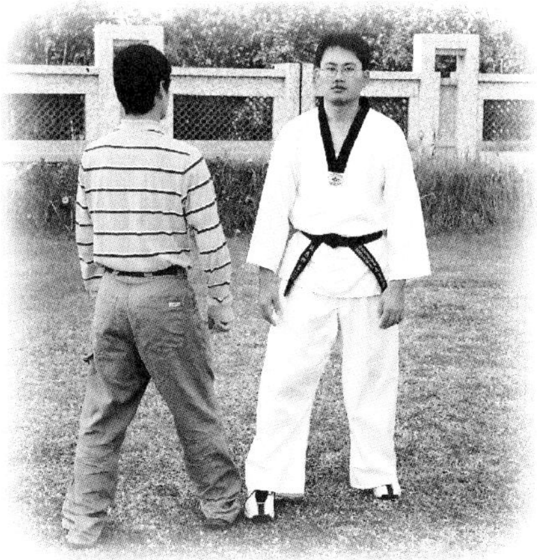

1. 移動左腳一步，並成鶴步

2. 雙人之手臂在上部互相碰觸

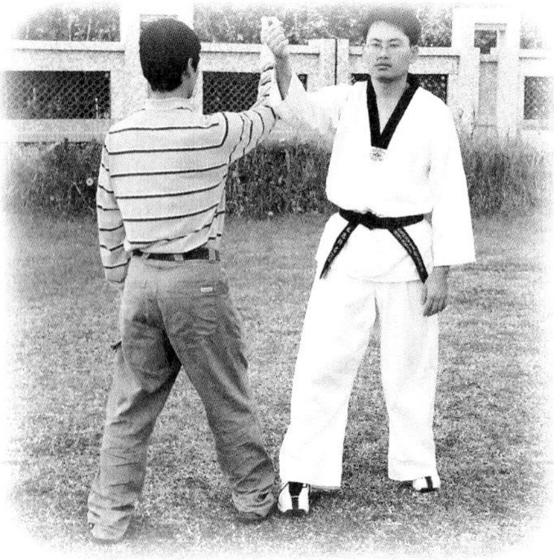

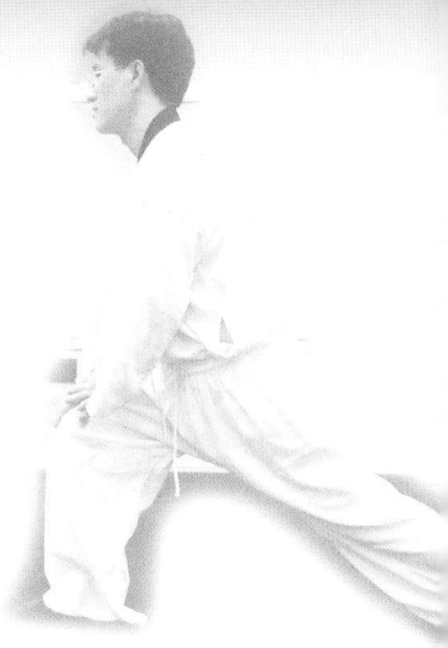

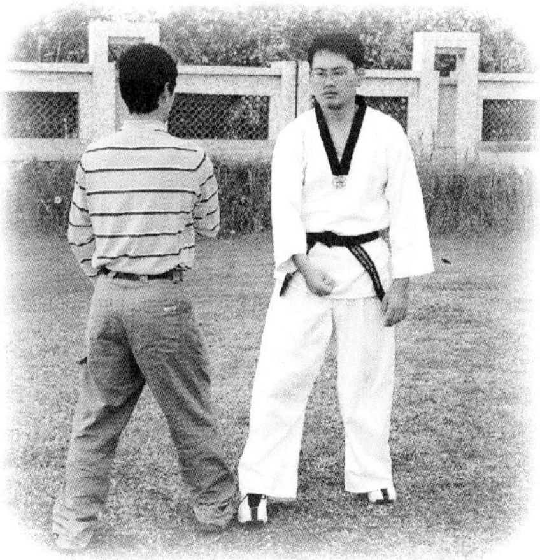

3. 移動手臂朝下

4. 雙人之手臂在下步互相
碰觸

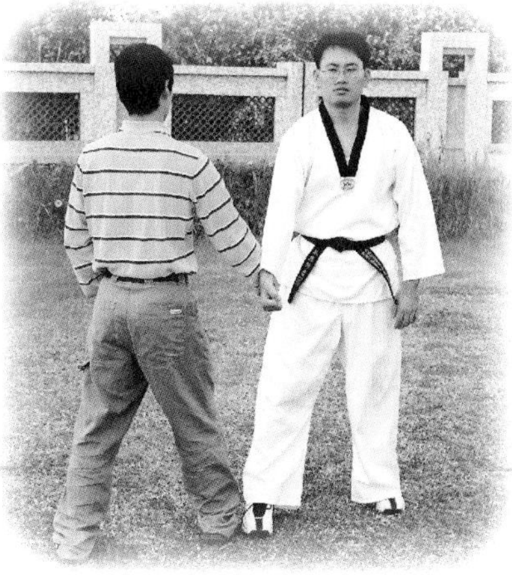

右邊搭手

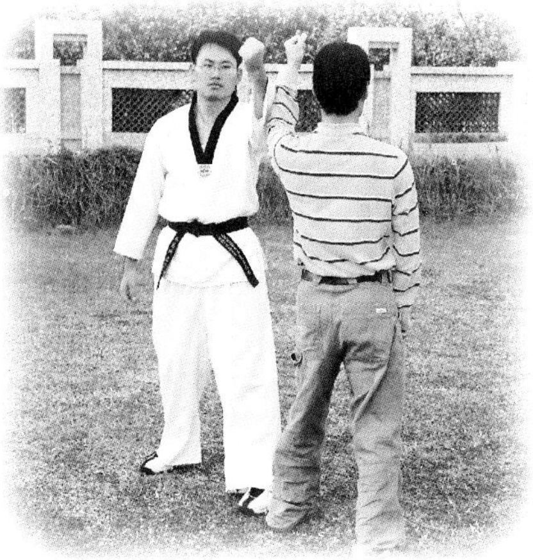

1. 移動右腳一步成鶴步之後，雙人之左手臂互相碰觸

2. 雙人之左手臂在下部互相碰觸

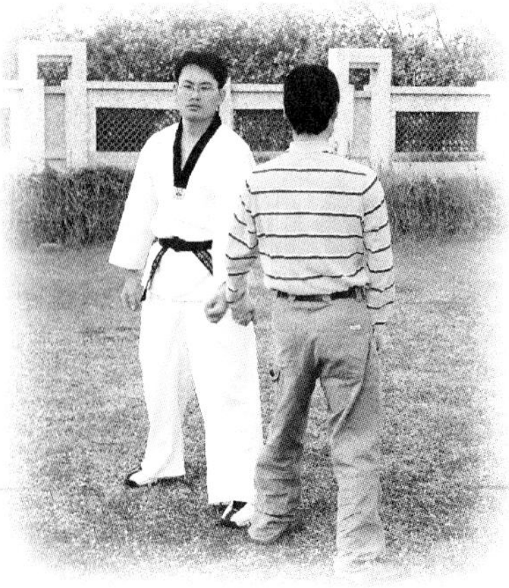

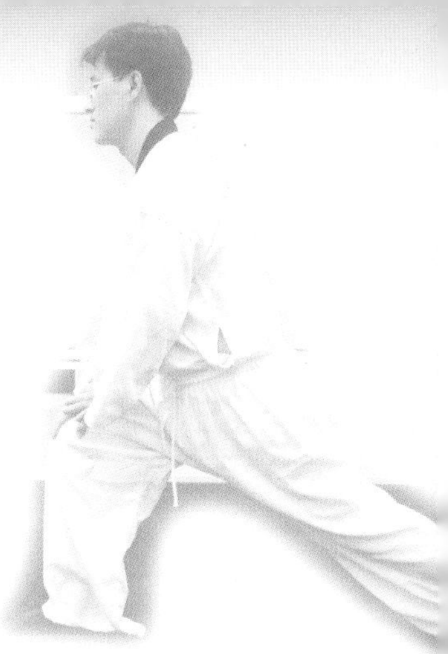

左右邊搭手

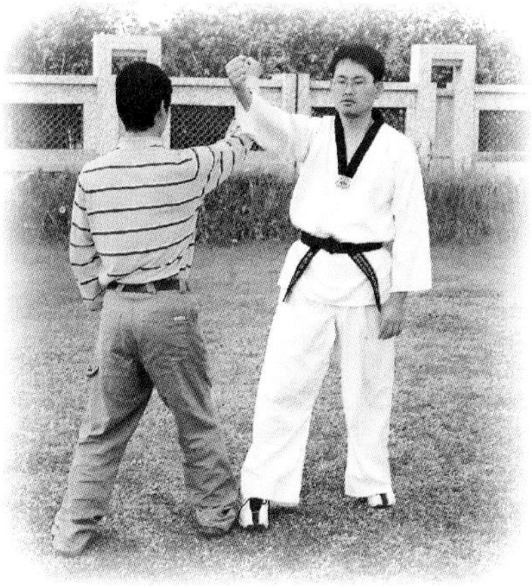

1. 左邊手臂互相碰觸

2. 換成右邊手臂互相碰觸

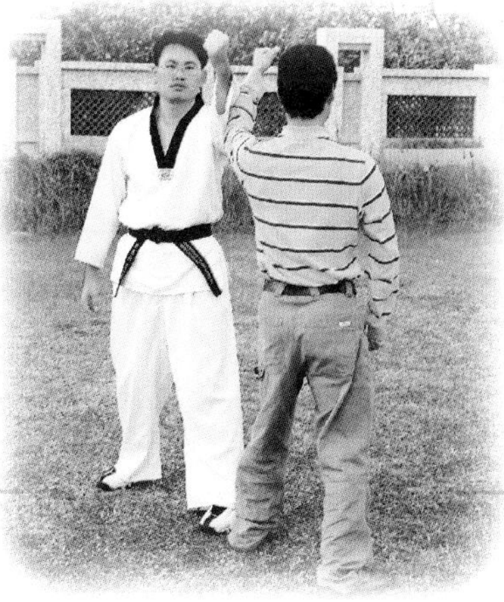

練習小筆記

memo

memo

第三章

練功時間管理

有一次，一位效率專家去見一個大公司的董事長，介紹他所提供的服務。董事長說：「沒有用的，同仁們都沒依我所知道怎樣做事那樣做。我們需要更多行動，而不是更多的知識。如果你能讓我們去做我們知道該做的事，我就付給您應得的酬勞。」

這位專家回答：「好的！我可以在幾分鐘之內給您一些建議，以增進你們的行動達百分之五十。首先，在一張白紙上寫下你明天要做的六件最重要的事。其次，依它們的重要性次序寫出。第三，明早第一件事，就是取出這張紙，開始做第一項。第四做完之後做第二項然後做第三項。這樣做下去，直到下班。如

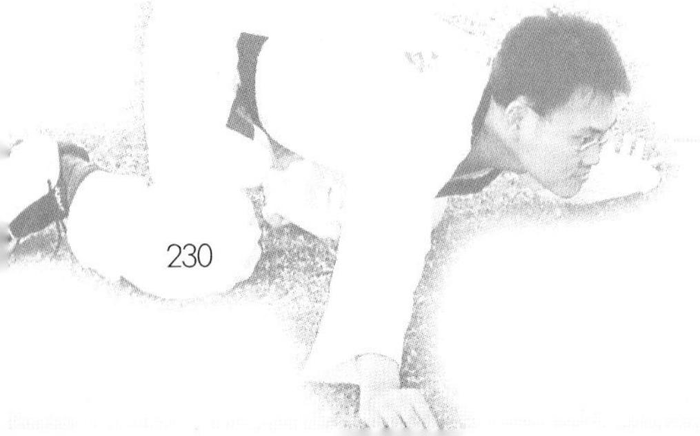

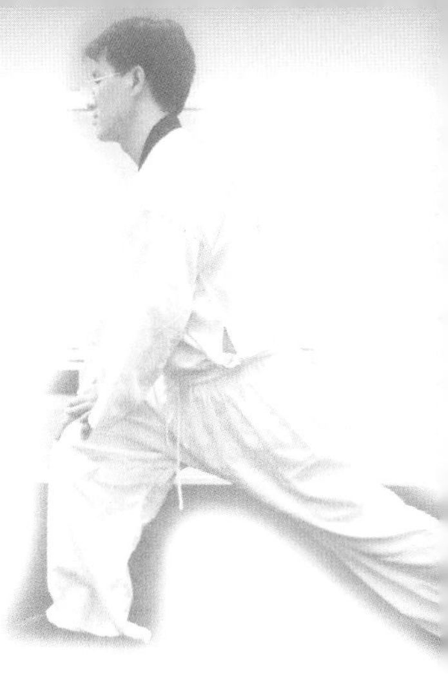

果你只完成兩項或三項，或甚至只完成一項，別擔心。你總是先做了最重要的事(80／20法則)。第五，每一個工作天，最後五分鐘，用來爲第二天的工作列下新的計畫表。」

效率專家的勸告：寫下該完成的六件最重要的工作。將這些項目依重要性列出。

早上開始就做第一項。

完成第一項後，做第二項，依此類推。

每晚爲第二天再做一份新的工作計畫表。

例如每日的計畫工作：

上學／工作時間

適當的睡眠時間

下班照顧小孩／放學學才藝或補習時間

三餐進食的時間

與家人相處時間

練功時間30分鐘

等等其他事宜時間

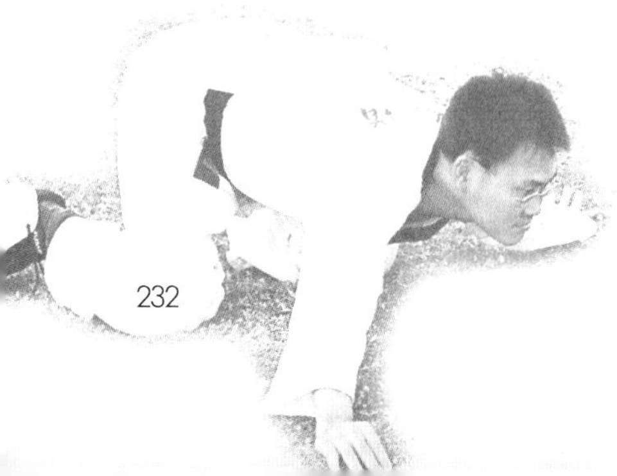

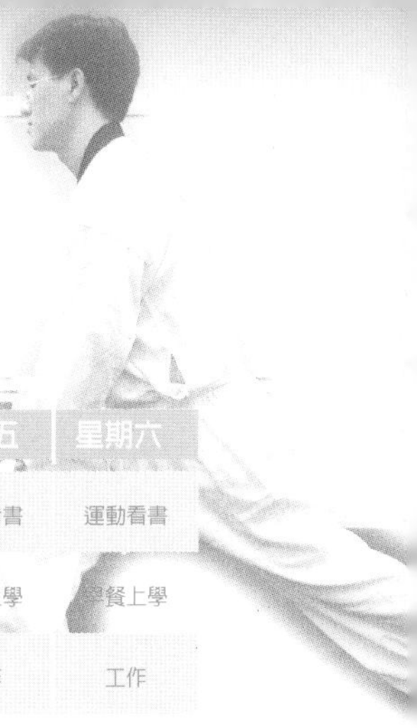

例如:某人的週計畫表

	星期日	星期一	星期二	星期三	星期四	星期五	星期六
黃金時刻 5:00		運動看書	運動看書	運動看書	運動看書	運動看書	運動看書
黃金時刻 7:00		早餐上學	早餐上學	早餐上學	早餐上學	早餐上學	早餐上學
8:00		工作	工作	工作	工作	工作	工作
黃金時刻 9:00	陪家人						陪家人
10:00							
11:00							
12:00	午餐	午餐	午餐	午餐	午餐	午餐	午餐
13:00							
14:00							
15:00							
16:00							
17:00							
18:00	晚餐	晚餐	晚餐	晚餐	晚餐	晚餐	晚餐
19:00							
20:00		陪家人	陪家人	陪家人	陪家人	陪家人	陪家人
21:00							
22:00	睡眠	睡眠	睡眠	睡眠	睡眠	睡眠	睡眠

附錄:上面表格是簡易的計畫，自己可以填寫適用的時間計畫表

練習小筆記

memo

memo

計畫輪(PDCA 方法)

「計畫的過程是一種要學習的技巧。計畫始於認定目標與目的，需要目標與目的行動來完成。在執行計畫後，再個別評值它的成效。然後根據評值的結果修訂原先的計畫，使它更有價值。」

在西元1600多年，牛頓在製錢幣廠工作時，最關心的事是如何提高工作效率。他仔細的觀察製作過程中的每一個步驟，製訂工作系統的時間表(動作分析表)，找出在何處以何種方法可以加以改善。在此我們也傚效此精神，拿起記事本來記錄練功的詳細過程;做個練功行動計畫分析表。

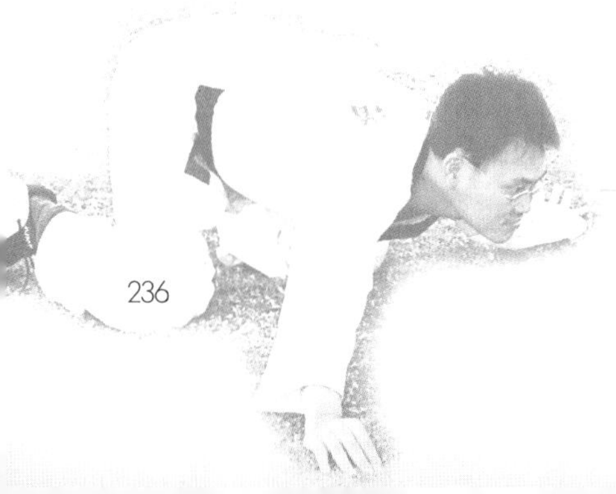

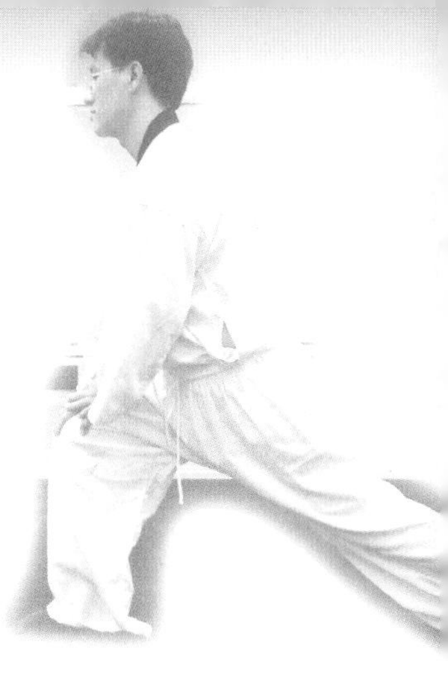

下面『計畫輪』說明了這程序

計畫（Plan）→執行（Do）→評值（Check）→修訂（Action），簡稱爲 PDCA 方法：

練功執行的記錄

功夫種類	星期一	星期二	星期三	星期四	星期五	星期六	附註
健康 100抓	V	V	V	V	V	V	
健康 100抓							
健康 100抓							
健康 100抓							
健康 200抓							
健康 200抓							
健康 200抓							
健康 200抓							

附註：達成練習進度時在表格中打勾

練習小筆記

memo

memo

預防醫學研究的活化反應

依舊還記得中學時期所學的理化課程，書中提到物質的三態有固態、液態與氣態。在生活裡有固態、液態與氣態參與的化學反應，如我們用餐的食物，當我們吃的飯菜中有固態與液態的食物成分經消化後，與配合我的呼吸系統，所產生供應我們養分能量是與物質的三態也有相關。相對的，在練功時調息是氣態的化學反應；血液的運動循環系統是液態的化學反應；骨骼肌肉與五藏六腑的運動等是固態的化學反應。對我而言，每次的練功都關係到固態、液態與氣態三狀態的物質，所參與身體的化學反應，我稱它爲活化反應，此活化反應所產生的狀態成效表現，當然啦！是非常非常的棒。我是希望活化反應的功效能以數據化

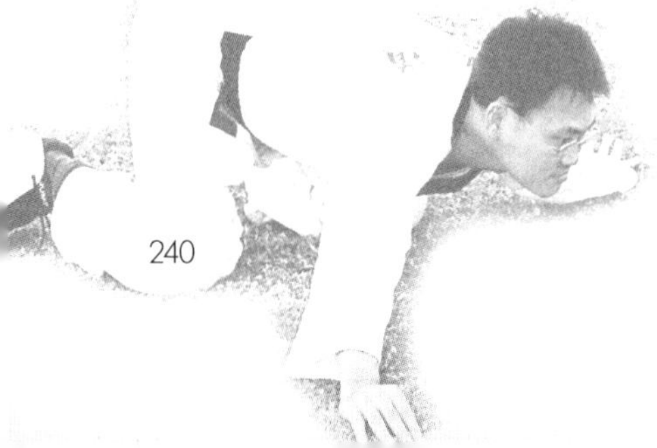

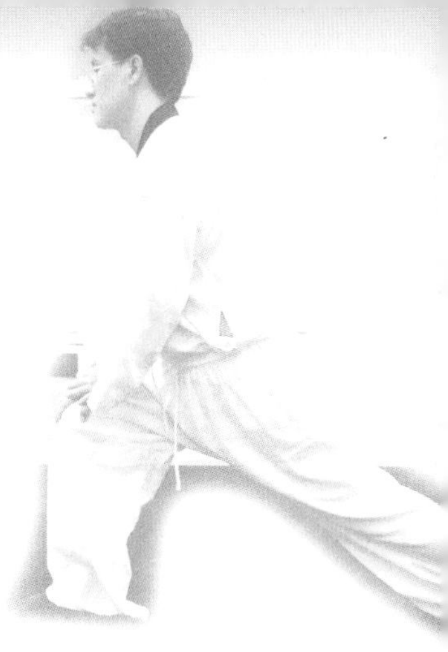

呈獻出來，是在未來對生命科學與醫學量化的人類活化工程的功夫。

理想的三餐分配是早餐吃得好、午餐吃得飽、晚餐吃得少（省政府83年）。選擇食物要注意新鮮、衛生、當季與當令的食物。均衡膳食的原則是一方面避免攝取不足，另一方面應防止攝取過多。三大營養素的比例如下：

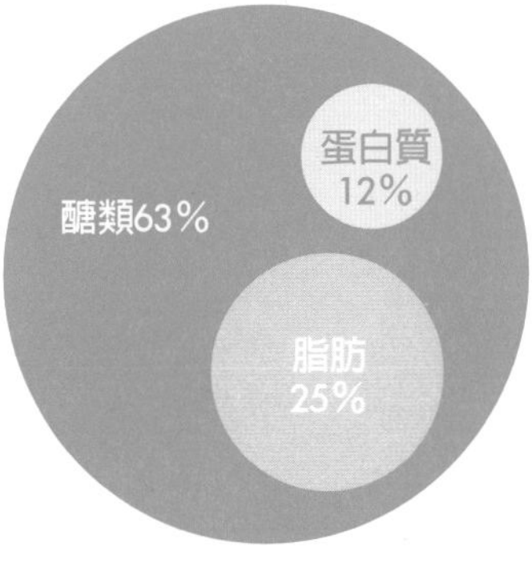

練習小筆記

memo

memo

後記

地球上有很多美好景色可供人們來觀賞，我曾參觀許多地方的景色，度假時欣賞美景是一件很棒的事，之後常常讓我流連忘返。這些美好的景色都有讓我們喜歡它的原因與理由，我們有共同的日初與夕陽兩大美景可以經常美化我們的生活環境。

因爲我住郊區之利，每天都可以在家欣賞美麗的景觀、空氣、動物等美好的事物。在美麗的環境中生活，常帶給我快樂、希望、夢想與啓發，使我的身心靈得以更爲健康。很感謝生活中能有美好的規律生活，並能常有美景、美食、美功、美妻、美物與美友的相伴，讓我的生活到處都充滿著美的現在式與未來式。

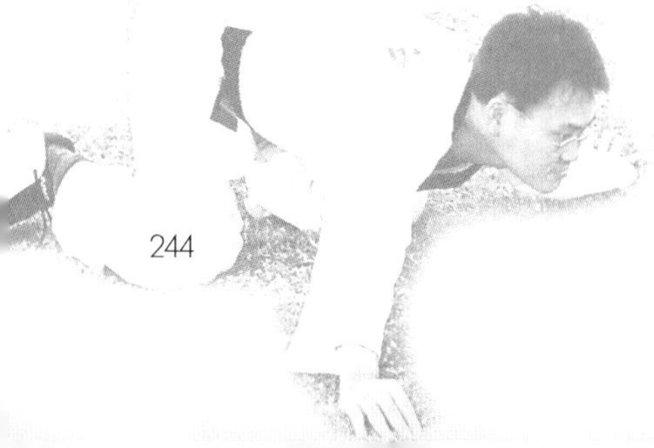

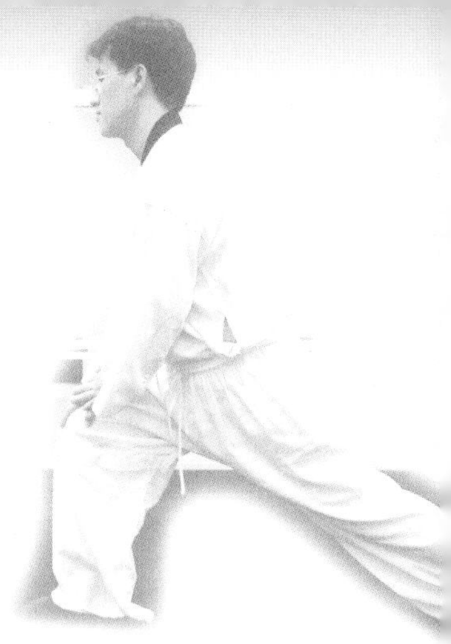

與同學們一起成長一直是我的心願，在每星期的課堂裡我都會準備一些練功道具與教學主題。相信讀者看了很多有關健康的生活方式，我想讀者應有一些收穫， 許多的學生因爲練鶴拳而頗有心得 ，在課堂裡有位曾練過很多種類的運動的女同學（智同學），她認爲此鶴拳功對她身體的幫助具有最快與最大的成效，並希望能廣爲宣傳此功夫的益處 ，她肯定此武術的這一番話讓我很感謝與感動。希望藉由此書的發行，能給世人帶來易學且有益健康的功夫！

特別聲明，本書所提到的保健方法，並不能取代常規的治療，已患病之讀者，應尋求醫生的建議。

附錄：學員見證

見證一

起緣，1986年時我早就接觸柔拳道了，那時的我非常認眞，苦練武術2～3年的時間，那時期常與陳永欽與林應科等師兄一起習武，也覺得是蠻不錯的運動，後來因爲練鶴拳的方法不正確，又加上沒有成效，覺得武術越練越無趣，也漸漸地離開武術的運動。後來回想起來，原因是自己使用全身之力去練功，會造成功力沒進步，功力停頓了！無法體會練功的關鍵法則，才會離開此運動，回想起來蠻可惜的，沒運動這十年期間身體變得不健康，又加上常感冒，也就常上醫院看醫師，看病看十多年又加上常吃藥的關係，身體體質變很差，行動力變慢，生活變得不快樂與不協調，也影響生活品質。

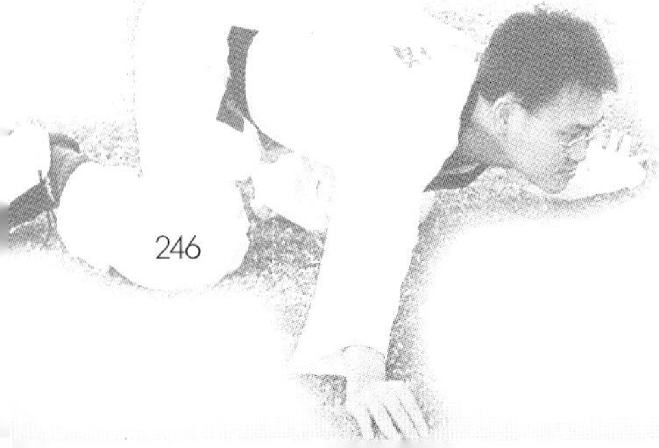

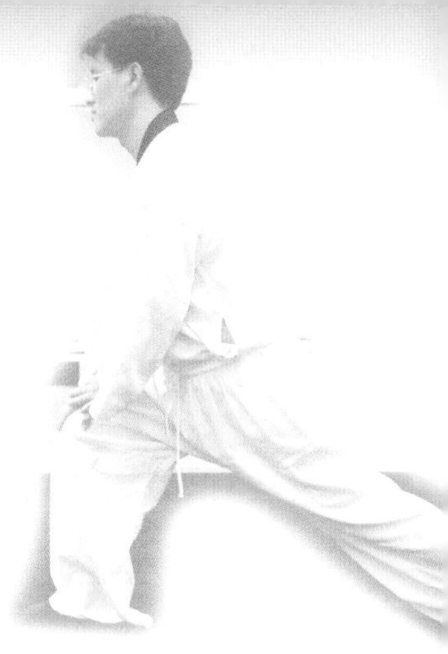

續緣，在1998年某日，逛公園時再度碰到師姐蘇美娥老師，與她談到練功之事，請教如何練功的正確方法，她談到會教我練功的關鍵法則，之後每天早晨與她練功，調整以前的錯誤動作，越練越來越有趣，習武眞的改變我的身心健康，關鍵法則是使用全身之氣去練功。每天練功約1～2小時，經過6～7年練功後，現在已經60歲的我，感覺自己回到30～40歲的體力，使得身心強壯、精力充沛、體質改善、美容養生抗老化。我向各位讀者見證此功法確實功效超好的！

高雄 許木城

見證二

5年前在竹科籃球場與林老師相識，經過一段時間相處瞭解後，才知道喜歡籃球運動的他，竟有一套養生絕活（功夫）！身爲科技人的我，自覺忙碌的工作常會犧牲了健康，激烈的球類運動也有運動傷害的隱憂，於是邀請林老師於2004年11月來公司開班授課，於上課期間覺得此武術教學不同於一般坊間教學，老師以科學的方法分析功法，功法能吸取大地之力，進入體內而達到強化五臟六腑和活絡脊椎的功效。在課堂中老師更利用一些俏皮的簡單化口訣，反覆地教育功法的竅門，讓學員們在輕鬆、活潑的教學中，逐漸掌握功法練習的精華。我在練功後汗水淋漓，身心的感覺不是疲累，卻是精力充沛 ，心情平

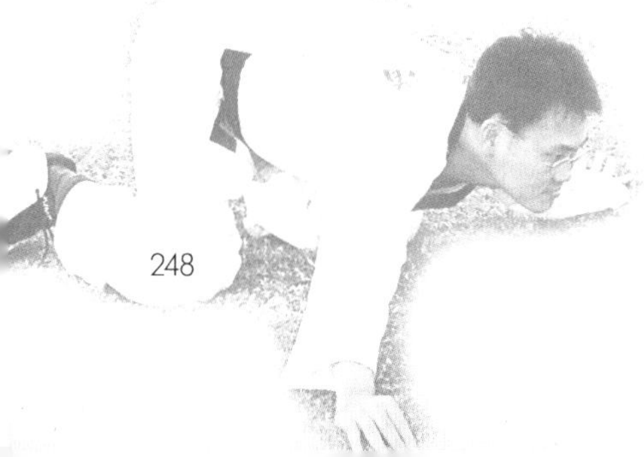

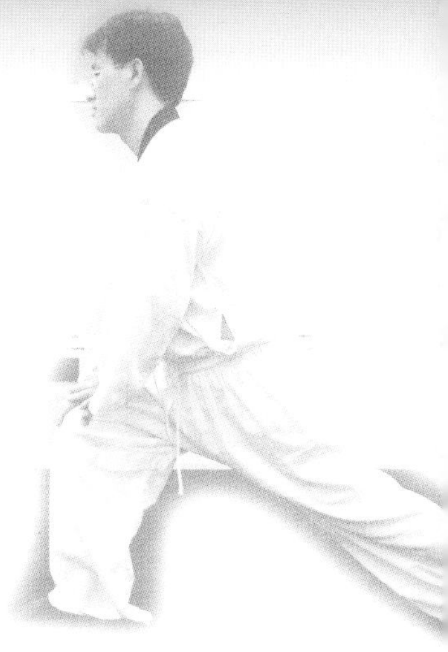

和、寧靜。這種舒暢的體驗相信是金錢也買不到的！老師的教學非常用心，也是大家有目共睹！他常會運用日常生活術語來輔助功夫的教學，同時不斷地觀察每個學員的學習進度，給予合適的指導與鼓勵，讓大家受益良多。

新竹 吳振揚

見證三

我是今年3月底才接觸功夫，以前就知道有關台灣南部柔拳綜合的功夫，但是因爲實在離台北住的地方太遠了，所以我只好放棄學習了。但有一天在網路上得知老師可以在台北教課了， 所以趕快打電話給老師，詢問報名與有關教學事宜，我好開心！終於可以學習柔拳了，當然當初也抱著懷疑的心態，等到學習的第一天來臨，老師跟我講解功夫，我才知道原來老師把柔拳與科學結合在一起，讓學習方法達到最佳的境界！我相信老師有很棒的教學方法來教授我們！只要有點耐心，不但身體健康，必要的時候這也是很實用的防身武術。

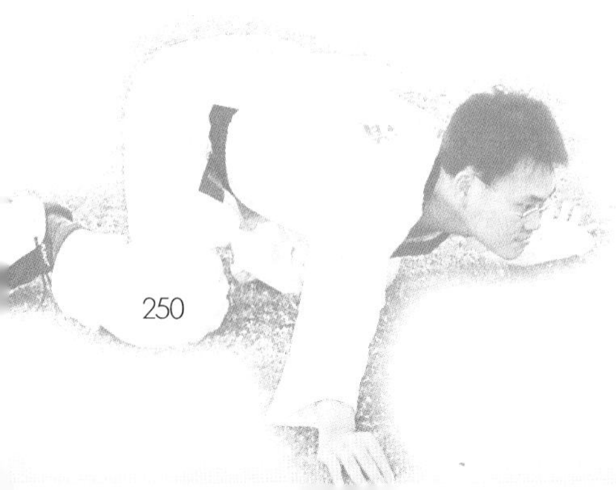

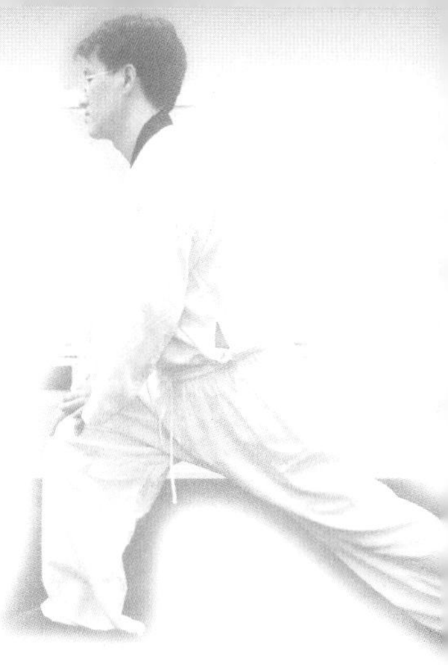

現在，在這個不安的社會裡，實用性武術技能，不但能防身也能強健身心，老師獨特、快速的教學方式（科學理論與功夫實務並進），是與一般教學的方法不一樣的，現在的我！在功力上有些進步，我相信未來的我不僅身心會健康，在功力上會更精進的，謝謝老師！

台北 鄭博翔

國家圖書館出版品預行編目資料

活化身心功法／林應科著.
初版－－台北市：宇河文化出版；
紅螞蟻圖書發行，2006〔民 95〕
面　　公分，－－(健康百寶箱；66)
ISBN 978-957-659-586-8 (平裝)

1.運動與健康　2.武術

411.71　　95022693

健康百寶箱 66

活化身心功法

作　　者／林應料
發 行 人／賴秀珍
榮譽總監／張錦基
總 編 輯／何南輝
編輯協力／林芊玲
平面設計／漫遊設計聯合工作室
出　　版／宇河文化出版有限公司
發　　行／紅螞蟻圖書有限公司
地　　址／台北市內湖區舊宗路二段 121 巷 28 號 4F
網　　站／ www.e-redant.com
郵撥帳號／ 1604621-1　紅螞蟻圖書有限公司
電　　話／(02)2795-3656（代表號）
傳　　眞／(02)2795-4100
登 記 證／局版北市業字第 1446 號
港澳總經銷／和平圖書有限公司
地　　址／香港柴灣嘉業街 12 號百樂門大廈 17F
電　　話／(852)2804-6687
法律顧問／許晏賓律師
印 刷 廠／鴻運彩色印刷有限公司
出版日期／ 2006 年 12 月　第一版第一刷

定價 250 元　　港幣 83 元

ISBN-13 978-957-659-586-8　　**Printed in Taiwan**
ISBN-10 957-659-586- X